營養師特調

50道燜燒罐瘦身餐

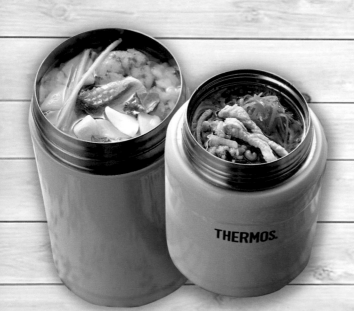

THERMOS.

嬉.生活
Chic 086
高寶書版集團

不僅吃得好，瘦身成效更好

　　在學校指導學生飲食控制的時候，發現外宿的學生不能自己開伙，只能在學生餐廳或校外隨便吃。一般學生餐廳提供的自助餐，相較於其他外食餐點較為天然、健康、便宜，但是學生多，常常去得晚了就沒菜了，所以只能到校外找食物。

　　外宿學生的預算通常又十分有限，真正要他們吃到少油、少鹽、少糖、高纖的飲食實在不容易。其實許多工作忙碌的上班族也一樣，在辦公室不能開伙，又因工作耽誤了吃飯時間，也常常出現只能吃便利商店便當或飯糰的情形。所以能利用燜燒罐來料理食物，對無法開伙的外宿學生或上班族而言，確實多了一個既省錢又方便，又能吃到少油、少鹽、少糖、高纖飲食的選擇。

　　因為不開伙要將食物煮熟，食品衛生安全就格外的重要，因為溫度不夠高，除了不能將食物完全煮熟之外，對於一些致病菌也無法完全殺死，反而造成食物中毒，增加食品安全的風險。所以要用燜燒罐來料理食物，必須選擇容易熟的食物，還要有前處理和預熱的動作，以確保食物能煮熟且殺死細菌，維護飲食安全。

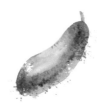

只要控制好食物的分量，不開伙、用熱開水燜煮的燜燒罐料理，可以說是另類的水煮料理，不另外使用烹調用油，可以將熱量控制得更低，有助於瘦身時的飲食控制，利用燜燒罐製作瘦身餐，因為可以選擇適當的容量，自然能輕鬆控制熱量，方便攜帶也方便製作，對學生或上班族而言更能做好熱量控制。

　　此次食譜的設計原則除了控制低熱量之外，也增加了蛋白質攝取的湯品和改善體質的蔬菜湯，針對浮腫問題設計了可以加強水分代謝的飲品，除此之外也將許多個案的經驗與心情整理成營養師的瘦身心法和大家分享，希望大家在瘦身過程中可以吃得好，也讓瘦身成效更好。

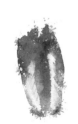

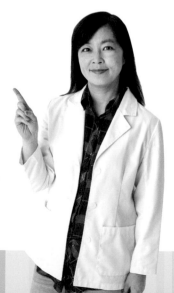

Contents

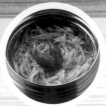

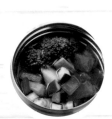

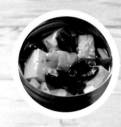

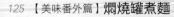

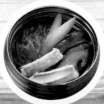

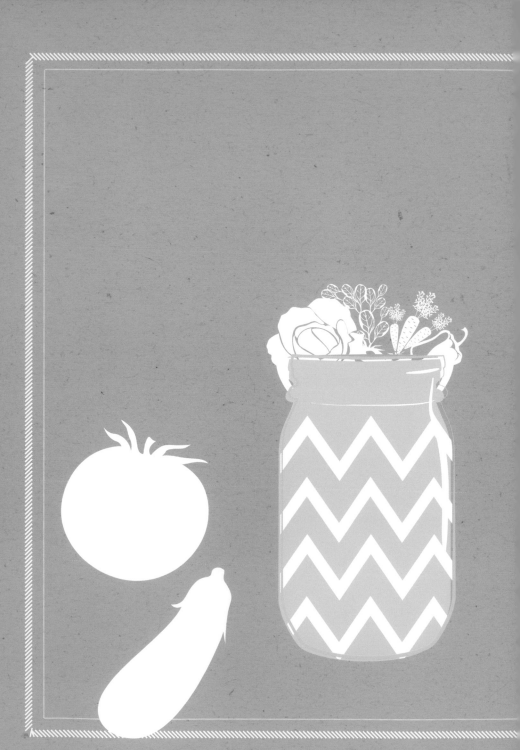

Chapter 1
選用好的燜燒罐

選用好的燜燒罐是做好燜燒罐料理最重要的步驟，除了注意使用的材質是否符合食器使用標準，也須注意保溫效果，才能安心享用美味料理。

選用符合食品容器標準的不鏽鋼材質

　　我們選用不鏽鋼製餐具最重要的原因，就是因為不鏽鋼耐高溫、抗腐蝕，是相對安全的食品容器，但不鏽鋼餐具的品質好壞，卻可能影響食品安全。雖然台灣衛生福利部並未針對不鏽鋼食品容器訂出安全標準，不過還是可以依據台灣經濟部標準檢驗局訂定的「金屬製多層菜盒」與「金屬製飯盒」的國家標準規定，必須用 304 系（有些標示為 18/8 或 18/10）的不鏽鋼製作餐具，來作為選用不鏽鋼食品容器的原則。不鏽鋼是將鐵、鉻、碳、鎳等多種不同金屬組成的合金，其中鐵與鉻是主要元素，鉻含量超過 11% 才能被稱為不鏽鋼。304 系的不鏽鋼鎳含量較高，含錳量在 2% 以下，具有較好的耐腐蝕、耐氧化特性，坊間有些不鏽鋼餐具僅標示為「高級不鏽鋼」而無其他編號的標示，有可能為 200 系不鏽鋼，編號 201、202 的 200 系不鏽鋼，以較便宜的錳代替鎳，含錳量在 5% ～ 10% 之間，這一種不鏽鋼耐腐蝕力較差，容易溶出其他重金屬，有健康上的風險。所以，在選用燜燒罐時最好選擇有標示為 304 系或 18/8 或 18/10 的不鏽鋼材質的燜燒罐，不鏽鋼內層也建議使用沒有化學塗層的為佳，其他附加的塑料材質也須留意是否符合食品容器安全標準，可選用聚丙烯（PP）材質，可耐熱、耐酸鹼，也不會釋放塑化劑。

  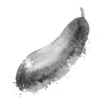

保溫效果決定料理成敗

　　將食物維持一定時間的高溫狀態，就可以把食物煮熟、煮軟，用燜燒罐製作料理即是此原理。因為燜燒罐真空斷熱的功能，可以將已加熱的食物的熱能保持不流失，順勢將食物燜熟。選用燜燒罐製作料理必須注意其保溫效果，如果保溫效果不佳，食物可能無法燜至熟透，或是食物雖然燜熟了但是無法保持安全溫度，造成食物敗壞的問題。所以選擇燜燒罐時，應確定選購的是有兩層不鏽鋼且中間有真空處理，才可以有效阻斷熱對流和熱傳導，避免熱能流失，內膽不鏽鋼選擇鏡面處理過的，可將熱能反射到內部，至少確保 6 小時的保溫效果還可以維持在攝氏 60℃以上。而一般的保溫杯，大多只有單層，或是兩層不鏽鋼中間並非是真空處理，熱能容易流失，約 1 ～ 2 小時左右溫度就會降低到攝氏 50℃以下，保溫效果較差，只能沖泡一些飲品或燙熟部分的葉菜類，因為無法保持夠高的溫度，所以不適合燜煮食物，有些保溫杯具有真空斷熱的處理，保溫效果較好，但一般保溫杯容量不大，較難有足夠熱對流的空間來燜煮食物。要知道選購的燜燒罐或保溫杯是否有真空斷熱的效果，可以將熱水注入燜燒罐或保溫杯中，密封後靜置十分鐘，摸摸看瓶身及瓶底是否有溫熱現象，如果有真空斷熱的效果，則瓶身的溫度應當不會上升。

　　燜燒罐的保溫效果與能否完全密封有關，選擇燜燒罐時也可以測試看看，當燜燒罐中裝熱水倒著放時，是否會有水滲漏出來。也可以試試將燜燒罐注入熱水後搖一搖，再觀察保溫效果是否還可以維持 5 ～ 6 個小時，因為熱水蒸氣的壓力會讓有些燜燒罐的密封程度受到影響，而影響保溫效果。一旦無法密封，熱能也就會流失，這樣可能就無法成功的將食物燜煮熟透。

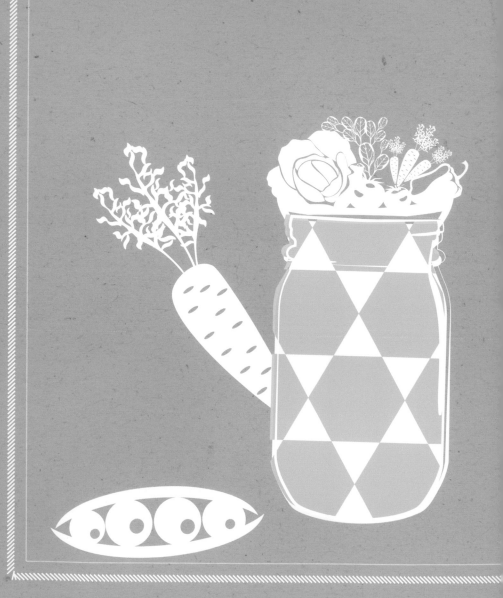

Chapter 2
使用燜燒罐製作料理的
食品衛生安全

不管製作什麼樣的料理，食品衛生安全是最重要的一環，特別是不開伙，直接用熱開水注入燜燒罐中將食物燜熟的方式，如果食材前處理沒做好或是整個食物的溫度沒有控制好，結果不只是讓人傻眼的沒煮熟而已，也有可能因為溫度不夠，使食物中的細菌滋生，造成食物中毒。

可將各類食材煮熟的溫度

　　很多人講究食材吃的口感，也希望保存食物中的營養素，於是發展出許多低溫烹調的方式，而大多的食物在攝氏 70 ～ 80℃就可以煮熟，這也是不開伙，直接用燜燒罐加入熱開水即可將食物燜煮熟的關鍵。但是各類食物還是必須煮到安全的溫度，為的是殺死病原菌、寄生蟲甚至分解某一些毒素。溫度越高，食物煮熟的時間越短，但是為了預防細菌性食物中毒，還是建議烹煮時間要長一些。

各類食材煮熟的安全溫度

食物種類	烹煮之中心溫度	烹煮時間
碎肉餡、絞肉、漢堡肉	74℃	15 秒以上
	66℃	1 分鐘以上
	63℃	3 分鐘以上
家禽、家禽絞肉	74℃	15 秒以上
整隻家禽	85℃	15 秒以上
牛肉、豬肉	63℃	15 秒以上
烤牛肉、烤豬肉	54℃	121 分鐘以上
	57℃	47 分鐘以上
	59℃	19 分鐘以上
	60℃	12 分鐘以上
	61℃	8 分鐘以上
	62℃	5 分鐘以上
	63℃	3 分鐘以上
魚肉、魚漿、魚碎肉、海鮮	74℃	15 秒以上
生熟食混合菜	74℃	15 秒以上
蛋	63℃	15 秒以上

預防常見細菌性食物中毒與寄生蟲感染方法

沙門氏桿菌	1. 60℃ 加熱 20 分鐘。 2. 100℃ 加熱 5 分鐘。
腸炎弧菌	1. 10℃ 以下冷藏。 2. 海鮮用淡水沖洗 1～4 分鐘可死亡 90%以上。 3. 100℃ 以上 1～5 分鐘可殺滅。 4. 60℃ 加熱 15 分鐘。
金黃色葡萄球桿菌	無芽孢時並不耐熱，可加熱 80℃ 30 分鐘殺死。
腸毒素（金黃色葡萄球菌產生 A～E 型）	1. 防止汙染。 2. 耐熱，煮沸 30 分鐘以上。
肉毒桿菌（A～G 型）	煮沸 10 分鐘。
產氣莢膜桿菌	防止食物加熱後，置放 5 小時以上。
病原性大腸桿菌	1. 防止汙染。 2. 加熱處理 75℃ 1 分鐘。
痢疾、傷寒、副傷寒	100℃ 加熱 10 分鐘。
霍亂	1. 100℃ 加熱 3 分鐘。 2. 60℃ 加熱 15 分鐘。
蛔蟲	70℃ 加熱 5 分鐘。
十二指腸鉤蟲	70℃ 加熱 5 分鐘。

煮好了沒？要看食物的中心溫度

　　許多人可能有這樣的經驗，炸雞腿時看到外皮已經焦黃酥脆，以為已經炸好了，吃的時候才發現中間的肉是沒有熟的。所以要確定食物是否有完全煮熟，必須依據食物的中心溫度是否夠高來判定，特別是烹煮體積較大的食材。相同的，用燜燒罐或燜燒鍋燜煮食物時，也必須注意中心溫度是否夠高，若只將湯水煮至滾燙，但食材太大塊或是從冰箱取出溫度較低時，若無法將食物中心溫度提高，等於食物沒有煮透，最後使得溫度降低而落在危險溫度帶，結果就是整個食物變質腐壞。溫度介於 7 ～ 60℃是所謂的危險溫度帶，也是很多細菌能快速生長繁殖的溫度，也就是說食物的溫度介於 7 ～ 60℃之間時，會讓食物腐壞的風險增加。

　　因此，烹煮食物的中心溫度最好能超過 70℃以上，而熱保存食物 2 小時以內的溫度必須 60℃以上，冷藏的安全溫度則在 7℃以下。

  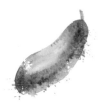

保溫效果的重要

　　為了避免細菌在食物中繁殖而產生毒素，適當的保溫相當重要。因此在使用燜燒罐燜煮食物時，應注意食物放置的時間與溫度，特別是僅用熱水燜煮，並沒有將食物完全煮沸時，可能無法將食物中的細菌徹底消滅，一旦保溫時間太長，食物的溫度無法維持在 60℃以上，就可能有食物腐壞的風險。當然如果選用的燜燒罐保溫效果不好，不只是食材不能煮透，也會讓食物的溫度落在危險溫度帶，造成細菌生長繁殖使食物腐壞。

　　因此，利用燜燒罐製作料理時，要確保食物中心溫度可以達到 70℃以上，燜燒的時間 3 ～ 4 個小時，在食物溫度還有 60℃以上的時候盡快食用。如果要利用隔夜的方式來製作燜燒罐料理，可以將食物煮滾 5 分鐘後再倒入燜燒罐中，或是多重複幾次預熱動作，將整個食物的溫度提高，以確保食品衛生安全。

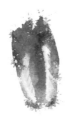

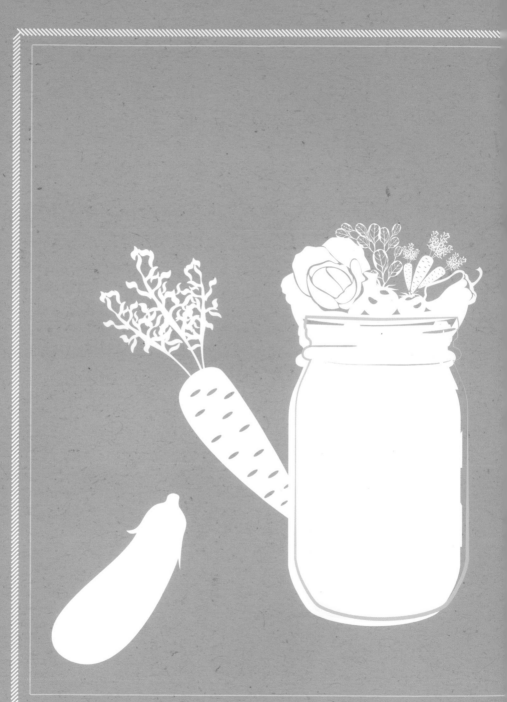

Chapter 3
燜燒罐料理成功不敗
必要步驟

一般用爐火烹煮食物，可以持續讓食物溫度上升，所以很容易就可以將食物煮熟。但是不開伙，只用熱開水和燜燒罐製作料理，無法持續將食物加熱，就必須掌握燜燒罐中整個食物的溫度最好能夠達到 70℃以上。選對食材，做好食材前處理都是讓燜燒罐料理成功不敗的必要步驟。

選擇適合食材

奶類

適合鮮奶加熱的溫度約 50 ～ 60℃，但以這樣的溫度當湯底，加入燜燒罐中容易降低整個食物溫度，無法將其他食物燜熟，所以料理中如果需要加入鮮奶，會建議在所有食材都燜燒完成，要食用前再加。也可以選用奶粉代替鮮奶，在其他食材預熱完成之後再加入，就不至於影響整個食物的溫度了。同樣的，起司也是無法預熱、從冰箱取出時溫度較低的狀況，同樣建議在所有食材都燜燒完成，要食用前再加入。

豆類與豆製品

黃豆或黑豆等質地堅硬的食材使用燜燒罐燜熟，必須事先用熱開水浸泡。簡單的說，就是預熱靜置的時間拉長，浸泡 2 ～ 3 小時後，再與其他食材一起料理，才能將黃豆或黑豆燜爛。其他的豆製品，像豆腐、豆皮、豆干或油豆腐本身在製作的過程中已經煮熟，再用燜燒罐燜煮時，是不需要花太長時間的。

海鮮

一般魚類與去了殼的海鮮，質地都相當鬆軟易熟，但海鮮容易腐壞，通常都是從冰箱取出後直接料理。所以用燜燒罐料理魚或海鮮時，特別需要注意燜燒的溫度，切小塊並且重複預熱，提高食材溫度後再燜煮。

蛋類

利用燜燒罐煮水煮蛋、水波蛋，只要用 100℃熱水，拉長預熱靜置時間，多重複幾次，再燜煮即可。而打散的蛋卻無法預熱，所以盡量不要直接用冰箱取出的蛋，以免降低食物的整體溫度，可以在其他食材預熱完成之後再加入，並重新注入熱開水燜煮。

肉類

解凍後，去除骨頭的肉類，只要切小塊或切薄片，並且先預熱，都很容易燜熟。

全穀根莖類

白米、白麵條、冬粉、米粉都是容易煮熟的食物，用燜燒罐燜煮的時間不需要太長；其他的全穀類與紅豆、綠豆等質地堅硬緻密的食材，就必須把預熱靜置的時間拉長，浸泡 1～2 小時後，再與其他食材一起料理，才能用燜燒罐燜爛；地瓜、芋頭、馬鈴薯等根莖類只要切小塊或薄片，預熱多重複幾次再燜煮即可。

堅果、油脂類

許多堅果不需要煮熟就可以吃；部分油脂類用來調味的，可以在所有食材都燜燒完成，要食用前再加。花生是不容易煮爛的食材，用燜燒罐燜煮前，建議用爐火煮滾後再煮 10 分鐘，之後放入燜燒罐中燜煮。

蔬菜類

一般蔬菜都容易煮熟，只有根莖類蔬菜較不易熟，可多利用刨刀刨成薄片或刨成絲，或預熱多重複幾次再燜煮即可。有些葉菜類在煮之前體積較大，可以先單獨預熱，讓體積收縮再加入其他食材預熱一次。

水果類

水果不需要煮就可以直接吃，所以可以等所有食材都燜燒完成，食用前再加；或是與其他食材一起處理，一起燜煮。

切成適合的大小，肉類去骨、海鮮去殼

食物要完全煮熟，必須是食物的中心溫度至少可以達到 70℃以上，因此將食材切成小塊或切片、切絲，會比一大塊食材容易煮到中心溫度 70℃以上。肉類帶骨、海鮮帶殼、食材體積較大時，建議用爐火煮滾後，再煮 5 ～ 10 分鐘後，放入燜燒罐中燜煮。不方便開伙時，食材建議切成小塊或切片、切絲甚至切碎，肉類去骨、海鮮去殼以確保所有食材在預熱處理後溫度可以維持在 50 ～ 60℃，這樣再注入 100℃熱開水後，整體燜煮溫度可以維持在 70℃以上。

預熱

處理好的食材中加入滾燙的熱開水，經靜置 3 ～ 5 分鐘後，再將水濾除，讓食材的溫度提高，我們稱之為預熱。將所有食材先預熱處理，是不開伙、只用熱開水利用燜燒罐製作料理不敗的關鍵。預熱的目的不只是要確保整罐食物燜煮溫度可以維持在 70℃以上，也是肉類去除血水、雜質，各食材減少生菌數量的方法。多做一、兩次預熱處理，越可以確保食物的衛生安全，而且食物預熱後的溫度越高，再加入熱開水燜煮的效果就越好。

燜熟

長時間高溫燜熟的過程，除了可以軟化食物質地，使食物變美味，也能將許多病原菌與寄生蟲殺死，提高食品的衛生安全。食物燜熟的程度是燜燒罐料理美味的關鍵，燜的溫度不夠高，燜的時間不夠長，食物仍然生硬，就讓人難以下嚥，有些食材燜太久、太爛，也會變得不好吃。一般食材在溫度 70℃以上燜煮 2 ～ 3 小時的時間，大多可以燜煮出軟硬適中的料理，但是一些全穀類、豆類、根莖類，燜煮時間就要長一些。

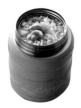
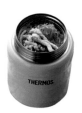
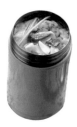

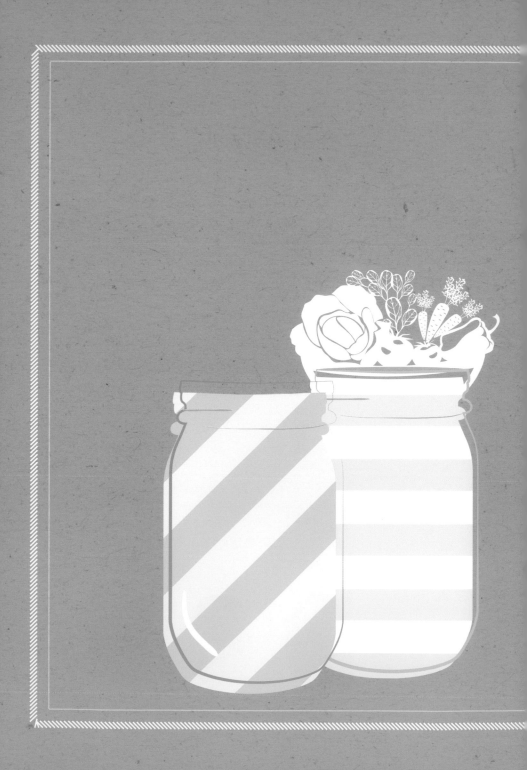

Chapter 4
50道燜燒罐的
健康瘦身料理

用燜燒罐料理來控制熱量

　　利用燜燒罐的容量來控制我們攝取每一種食物的分量，也等同於控制吃進去的熱量。不開伙，用熱開水燜煮的燜燒罐料理，可說是另類的水煮料理，不另外使用烹調用油，將熱量控制得更低，還可自由選取 6 大類食物，顧及營養均衡。

奶類
全脂奶、低脂奶或脫脂奶的差別在於脂肪含量不同，因而熱量有所不同。同樣 1 份 240C.C. 的全脂奶、低脂奶或脫脂奶都可以提供 8 公克蛋白質、12 公克醣類，但是全脂奶的脂肪含量是低脂奶的 2 倍，而脫脂奶不含有脂肪。乳脂肪是乳香味的來源，所以有些人會覺得低脂奶、脫脂奶不好喝，但是在熱量控制時，還是建議多選用低脂奶、脫脂奶。

魚、肉、蛋類
魚、肉、蛋類因脂肪含量不同，可分為低脂、中脂、高脂，選用低脂水產或肉類，可以減少飽和脂肪的攝取量，也可以控制膽固醇的攝取。

豆類及豆製品
黃豆及其豆製品、黑豆、毛豆都是良好的植物性蛋白質來源，但是紅豆、綠豆、豌豆、皇帝豆，就含較多的澱粉，屬於全穀根莖類。

全穀根莖類

全穀根莖類不含油脂，提供較多的醣類，分量可依每個人的運動量多寡來增減，一般建議多選用未加工過的全穀根莖類，含有較高的膳食纖維，對血糖的影響比較和緩，也比較有飽足感。

蔬菜類

蔬菜是體重控制時不可缺少的食物，除了熱量低含有豐富維生素、礦物質以及膳食纖維高，讓人有飽足感之外，其中所含抗氧化營養素，有抗發炎的功效，減緩身體慢性發炎也就會減少身體浮腫的問題。

水果類

水果提供較多的醣類，熱量較蔬菜高，但是也含豐富維生素、礦物質以及膳食纖維與抗氧化營養素，在體重控制時，也是不可缺少的食物，但還是要限量攝取，每天可以攝取 2 ～ 4 份的水果，水果吃太多攝取過多的糖分，還是會發胖的。

油脂類

不需要用油的烹調方式，如蒸、煮、燉、燜，都是在熱量控制時常用的方式，堅果同樣屬於油脂類，攝取時也應限制分量。

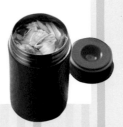

01. 紅薏仁粥

材料

豬肉 …… 70 公克

紅薏仁 …… 40 公克

洋蔥 …… 50 公克

杏鮑菇 …… 100 公克

番茄 …… 50 公克

黑胡椒 …… 適量

鹽 …… 適量

作法

1. 紅薏仁放入燜燒罐中，注滿 100°C 熱水，泡 3 小時後將水濾出（可作為薏仁水飲用）。

2. 豬肉、洋蔥、杏鮑菇切絲；番茄切 1 公分小丁。

3. 將所有食材放入燜燒罐中，加滿 100°C 熱水，迅速攪拌後密封，靜置 2～3 分鐘預熱（食材若直接從冰箱取出或在天冷時，預熱動作可以重複 1～2 次）。

4. 把水濾出後，重新加入 100°C 熱水至 8 分滿，迅速攪拌後密封，燜約 3 小時即可。

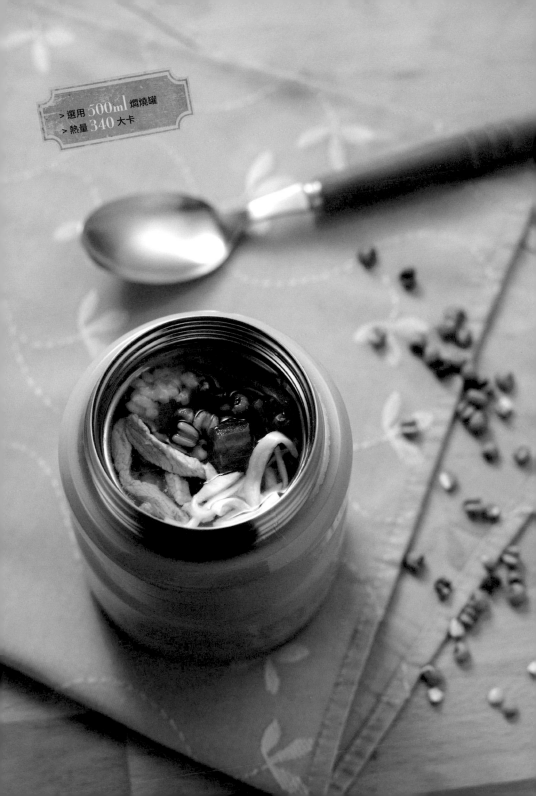

02.
牛肉粥

材料

牛肉片 …… 70 公克
白米 …… 40 公克
胡蘿蔔 …… 50 公克
鮮香菇 …… 50 公克
薑 …… 3 片
鹽 …… 適量

營養師Tips

自己的身材自己救

瘦身的方式很多，不管選擇哪一種，最重要的是要有對自己身材負責的心態，自己的身材自己救。不管醫師、藥師、營養師、運動教練給了多少的建議或推薦用什麼方法，不靠自己實際行動，就算是有寶貴的建議或買了昂貴的器材、產品，也只不過是買了個希望而已，沒有持續的行動，希望永遠只是希望，沒有實現的一天。負起搶救自己身材的責任，落實瘦身計畫才能達成目標。

作法

1. 胡蘿蔔去皮、刨絲；鮮香菇切小丁；薑切絲。

2. 將所有食材放入燜燒罐中，加滿 100°C熱水，迅速攪拌後密封，靜置 2～3 分鐘預熱（食材若直接從冰箱取出或在天冷時，預熱動作可以重複 1～2 次）。

3. 把水濾出後，重新加入 100°C熱水至 8 分滿，迅速攪拌後密封，燜約 3 小時即可。

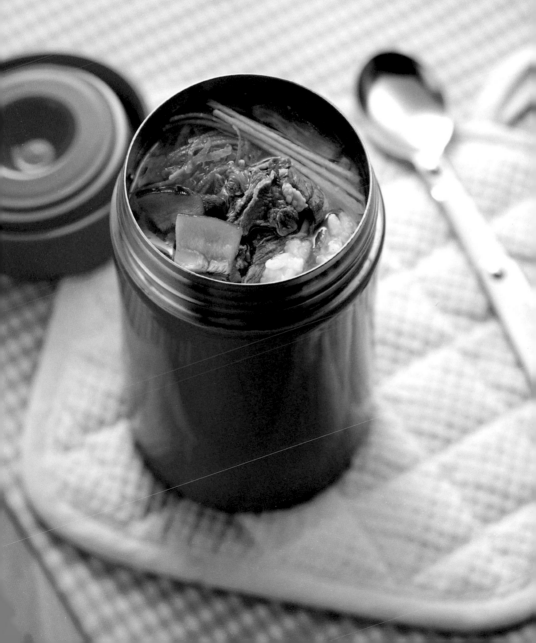

> 選用 500ml 燜燒罐
> 熱量 315 大卡

03. 青蒜鮮魚粥

材料

鯛魚 …… 70 公克
白米 …… 40 公克
蒜苗 …… 100 公克
高麗菜 …… 80 公克
番茄 …… 20 公克
薑絲 …… 20 公克
白胡椒粉 …… 適量
鹽 …… 適量

營養師Tips

找出自己發胖的原因不要繼續胖下去

吃太多、缺乏運動是多數人發胖的原因，但是也有些人是因為其他疾病或荷爾蒙代謝問題，像是更年期或莫名的發胖。排除飲食與運動改變的原因，體重無緣無故在短時間內增加很多，建議要就醫檢查。大部分的人要變胖很容易，曾經有個案只是每天多喝一杯含糖飲料，一個月下來就增加 2 ～ 3 公斤，也有個案因為腳受傷休養，2 個月的活動量減少，體重就增加了 5 公斤。想想看，上次體重最輕是什麼時候，那時候跟現在有麼不同？是飲食、運動的改變還是工作或生活壓力的變化？找出問題點並改善，才不會持續發胖下去。

作法

1. 鯛魚切薄片；高麗菜、蒜苗切絲；番茄切小丁。

2. 將所有食材放入燜燒罐中，加滿 100°C熱水，迅速攪拌後密封，靜置 2 ～ 3 分鐘預熱（食材若直接從冰箱取出或在天冷時，預熱動作可以重複 1 ～ 2 次）。

3. 把水濾出後，重新加入 100°C熱水至 8 分滿，迅速攪拌後密封，燜約 3 小時即可。

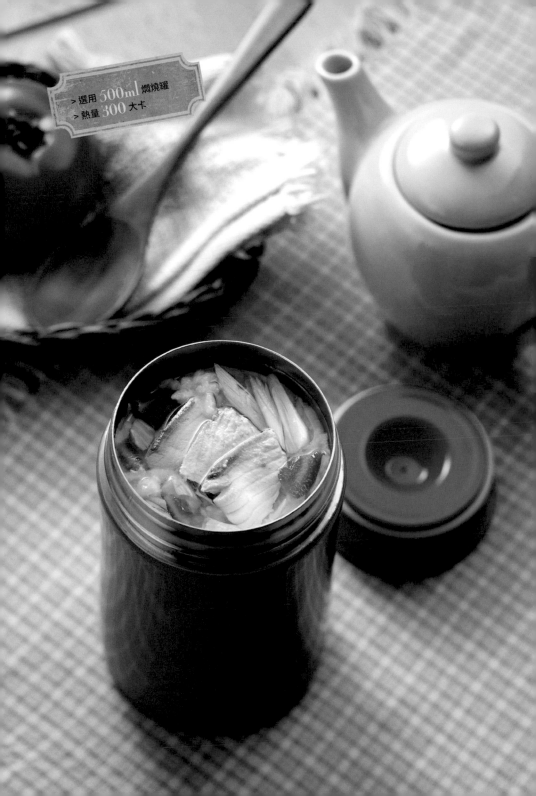

> 選用 500ml 燜燒罐
> 熱量 300 大卡

04. 小米鹹粥

材料

豬肉 …… 70 公克

小米 …… 20 公克

白米 …… 20 公克

鮮黑木耳 …… 50 公克

筊白筍 …… 50 公克

芹菜 …… 20 公克

白胡椒粉 …… 適量

鹽 …… 適量

營養師 Tips

說出 10 項瘦下來的好處，強化瘦身動機

瘦下來有什麼好處？每個人的答案都不盡相同。除了變健康、變漂亮、穿衣服好看之外，有時候一些不足為外人道的好處，才正是促使我們認真瘦身的動機。曾經有個案是公司主管，行事作風強勢，但喜歡美食，因此飲食常常無法按計劃控制，瘦身成效不佳，卻只因聽到下屬說了一句：「美食當前，經理也有意志不堅的時候。」而認真控制飲食，問她為何願意配合了，原來是希望瘦下來贏得下屬對她意志力與執行力的佩服。想一想瘦下來對自己有什麼好處，好處越多，越可以強化瘦身動機，執行瘦身計畫也越有動力。

作法

1. 豬肉、鮮黑木耳切絲備用；筊白筍去殼、切絲；芹菜切碎。

2. 將所有食材放入燜燒罐中，加滿 100°C 熱水，迅速攪拌後密封，靜置 2～3 分鐘預熱（食材若直接從冰箱取出或在天冷時，預熱動作可以重複 1～2 次）。

3. 把水濾出後，重新加入 100°C 熱水至 8 分滿，迅速攪拌後密封，燜約 3 小時即可。

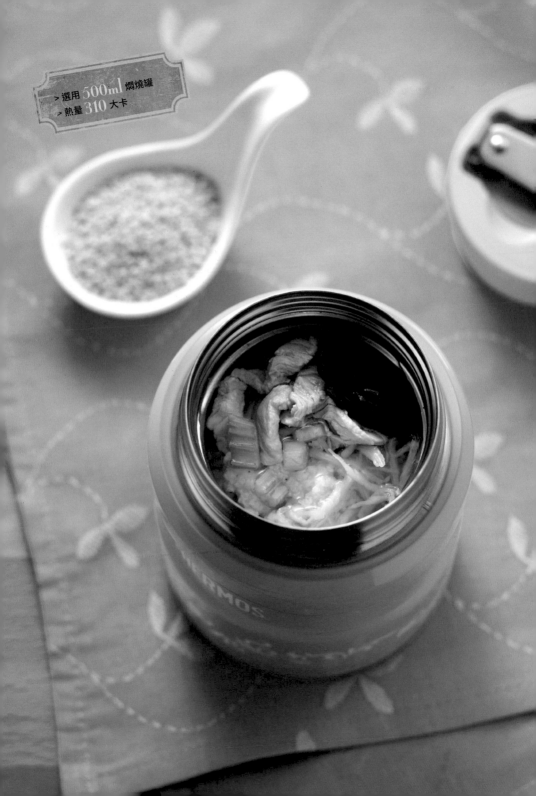

> 選用 500ml 燜燒罐
> 熱量 310 大卡

05. 五穀粥

材料

豬肉 …… 70 公克

五穀米 …… 100 公克

洋蔥 …… 100 公克

胡蘿蔔 …… 100 公克

黑胡椒 …… 適量

鹽 …… 適量

營養師 Tips

設定合理的目標

很多人都想快速瘦身，希望用嚴格的節食加上大量的運動，在一星期之內可以瘦下 3 公斤、5 公斤的，但是太嚴格的瘦身方式通常都難以持久而宣告失敗，而且體重快速減輕都是身體水分與肌肉的流失，並不是減去身體脂肪。雖然說「冰凍三尺非一日之寒，小腹三層非一時之饞；羅馬不是一天造成，減肥也不會一天就完成」是一網路笑話，但也明確指出，經年累月堆積在身體的脂肪，想要代謝消耗掉也是需要時間的。不合理的瘦身目標難以達成，容易讓人產生挫敗感而放棄瘦身計畫，理想的瘦身速度是一星期減輕 0.5 ～ 1 公斤，小幅度的控制飲食搭配輕鬆的運動，是較不辛苦的瘦身方式，也是容易持續下去的方法。

作法

1. 五穀米放入燜燒罐中，注滿 100°C 熱水，泡 3 小時後將水濾出。

2. 豬肉、洋蔥切絲；胡蘿蔔去皮、刨絲。

3. 將所有食材放入燜燒罐中，加滿 100°C 熱水，迅速攪拌後密封，靜置 2 ～ 3 分鐘預熱（食材若直接從冰箱取出或在天冷時，預熱動作可以重複 1 ～ 2 次）。

4. 把水濾出後，重新加入 100°C 熱水至 8 分滿，迅速攪拌後密封，燜約 3 小時即可。

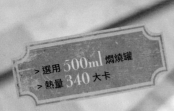

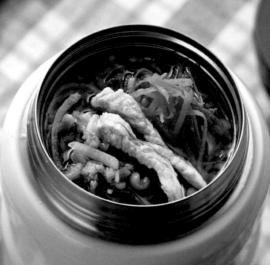

06. 蘑菇玉米粥

材料

雞肉 …… 70 公克

白米 …… 40 公克

玉米粒 …… 35 公克

蘑菇 …… 50 公克

西洋芹 …… 50 公克

胡蘿蔔 …… 50 公克

月桂葉 …… 1 片

黑胡椒 …… 適量

鹽 …… 適量

營養師Tips

每天量體重、體脂肪百分比讓自己心生警惕

久久量一次體重與體脂肪百分比，結果不是驚喜就是驚嚇，但一般的經驗是驚嚇居多。為了避免體重默默直線上升變得一去不復返的失控，每天量體重、體脂肪百分比就是瘦身的基本功，有量就會有警惕，就會認真的執行瘦身計畫。有些人對磅秤上的數字患得患失，心情也隨之上上下下。其實我們的體重、體脂肪百分比會隨飲食、身體活動量、水分攝取等等因素有小幅度的變動，只要不是持續增加或持續減輕，一般而言，每天 0.5 ～ 1 公斤之間的變動是可以接受的。

作法

1. 雞肉切絲；蘑菇切薄片備用；胡蘿蔔去皮、刨絲；西洋芹切薄片。

2. 將所有食材放入燜燒罐中，加滿 100°C 熱水，迅速攪拌後密封，靜置 2 ～ 3 分鐘預熱（食材若直接從冰箱取出或在天冷時，預熱動作可以重複 1 ～ 2 次）。

3. 把水濾出後，重新加入 100°C 熱水至 8 分滿，迅速攪拌後密封，燜約 3 小時即可。

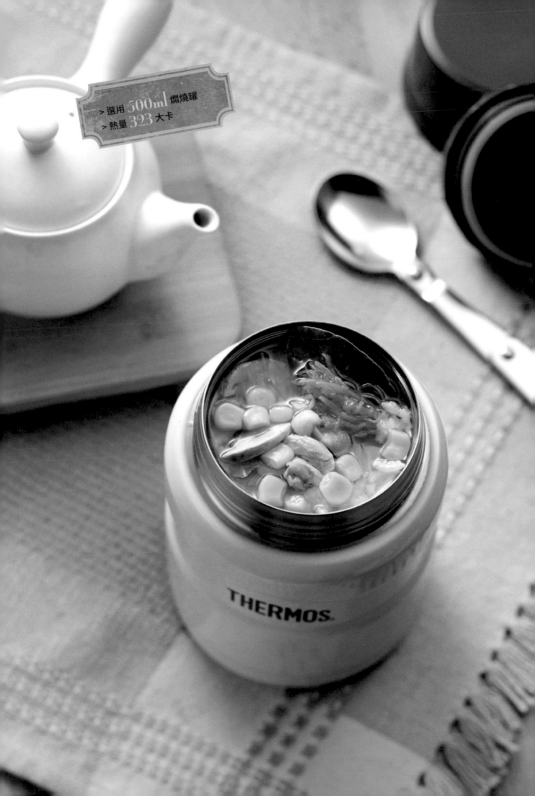

07. 雞絲燕麥粥

材料

雞肉 ⋯⋯ 70 公克

燕麥仁 ⋯⋯ 40 公克

扁蒲 ⋯⋯ 50 公克

洋蔥 ⋯⋯ 50 公克

胡蘿蔔 ⋯⋯ 20 公克

黑胡椒 ⋯⋯ 適量

鹽 ⋯⋯ 適量

作法

1. 燕麥仁放入燜燒罐中,注滿 100°C熱水,泡 3 小時後將水濾出。

2. 雞肉、洋蔥切絲;胡蘿蔔、扁蒲去皮、切絲。

3. 將所有食材放入燜燒罐中,加滿 100°C熱水,迅速攪拌後密封,靜置 2 ～ 3 分鐘預熱(食材若直接從冰箱取出或在天冷時,預熱動作可以重複 1 ～ 2 次)。

4. 把水濾出後,重新加入 100°C熱水至 8 分滿,迅速攪拌後密封,燜約 3 小時即可。

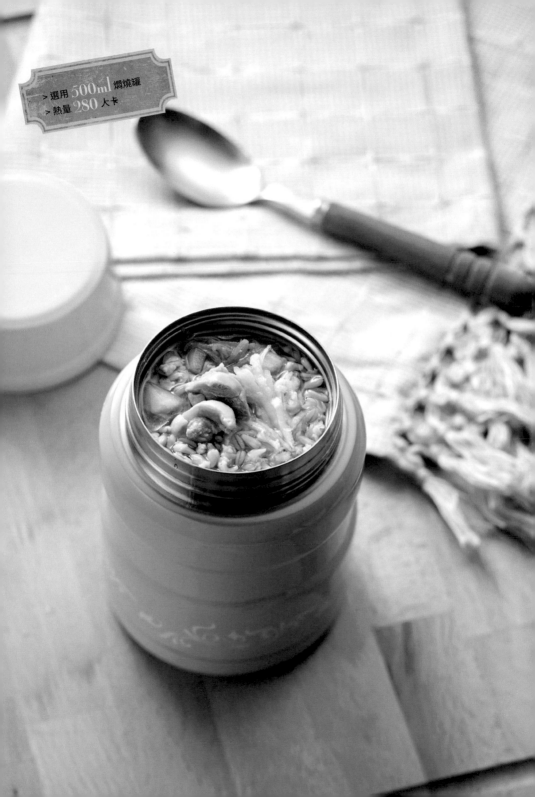

08. 枸杞牛肉粥

材料

牛肉 …… 70 公克
白米 …… 40 公克
鮮香菇 …… 50 公克
金針菇 …… 30 公克
鴻喜菇 …… 20 公克
枸杞 …… 1 大匙
紅棗 …… 2～3 顆
薑 …… 3 片
鹽 …… 適量

作法

1. 牛肉、薑切絲；鮮香菇、鴻喜菇切小丁；金針菇切小段。

2. 將所有食材放入燜燒罐中，加滿 100°C熱水，迅速攪拌後密封，靜置 2～3 分鐘預熱（食材若直接從冰箱取出或在天冷時，預熱動作可以重複 1～2 次）。

3. 把水濾出後，重新加入 100°C熱水至 8 分滿，迅速攪拌後密封，燜約 3 小時即可。

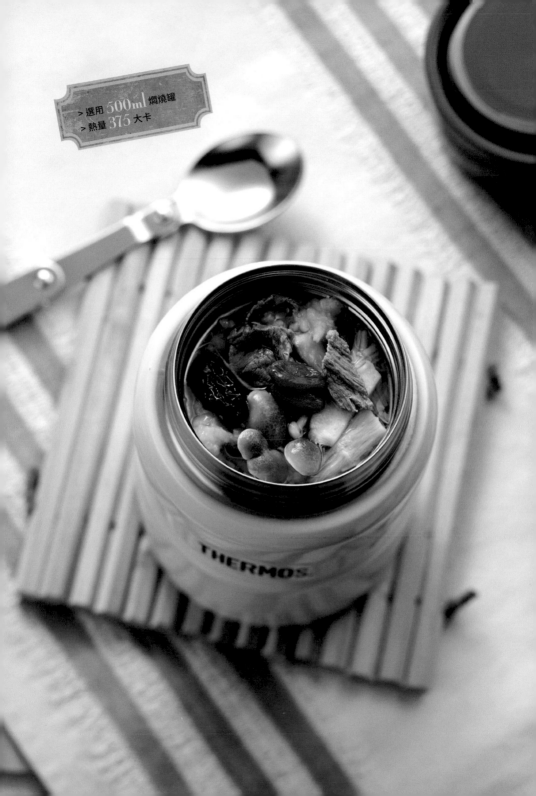

09. 絲瓜粥

材料

豬肉 ⋯⋯ 70 公克
白米 ⋯⋯ 40 公克
絲瓜 ⋯⋯ 100 公克
枸杞 ⋯⋯ 1 大匙
薑 ⋯⋯ 3 片
鹽 ⋯⋯ 適量

營養師 Tips

不用吃來發洩情緒

心情不好、生氣、悲傷，其實心理都有匱乏空虛，不被滿足的感覺，此時飽餐一頓滿足口腹之慾，恰好補償心理的匱乏，但是這樣化悲憤為「熱量」之後身材走樣又是另一樁煩惱。心情不好可以好好吃一頓，但必須重質不重量，限量攝取一些含有豐富優質蛋白質和維生素、礦物質的食物，有助於情緒的平復。心情不好時找一件做完會有成就感的事來做，像是運動、打掃或園藝工作等等，用完成事情的滿足感來轉移心中的匱乏感，也就不用靠吃來發洩情緒了。

作法

1. 豬肉、薑切絲；絲瓜去皮、切 1 公分小丁。

2. 將所有食材放入燜燒罐中，加滿 100°C 熱水，迅速攪拌後密封，靜置 2～3 分鐘預熱（食材若直接從冰箱取出或在天冷時，預熱動作可以重複 1～2 次）。

3. 把水濾出後，重新加入 100°C 熱水至 8 分滿，迅速攪拌後密封，燜約 3 小時即可。

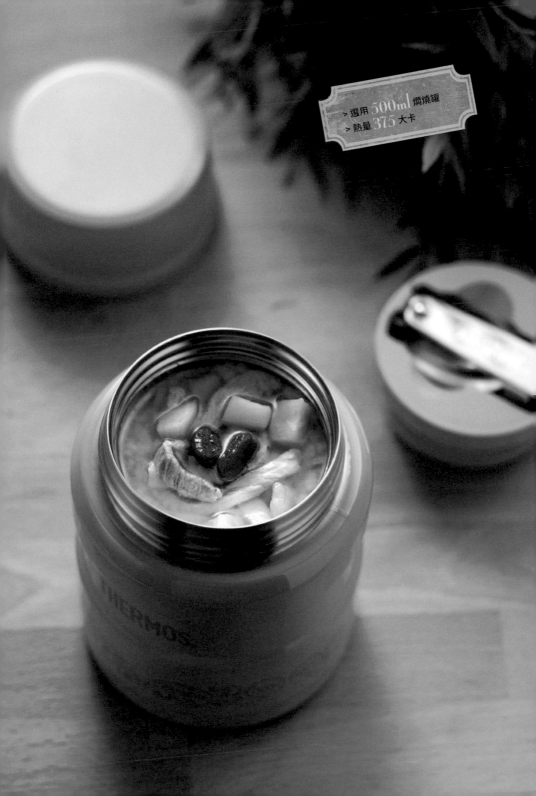

> 選用 500ml 燜燒罐
> 熱量 375 大卡

10. 鮮菇粥

材料

油豆皮 …… 30 公克
白米 …… 40 公克
鮮香菇 …… 50 公克
金針菇 …… 30 公克
鴻喜菇 …… 50 公克
白菇 …… 20 公克
薑 …… 3 片
鹽 …… 適量

營養師Tips

不用大吃大喝來慶祝或獎勵自己

許多人在辛苦控制熱量、瘦下來之後就想要好好的吃一頓獎勵自己，這樣的補償心理不難理解，其實一般人遇到高興的事總免不了要慶祝一番，用大吃大喝的方式雖然盡興，但對身體健康與身材卻是一種負擔，特別是含糖飲料與酒精的攝取沒有飽足感，在還沒喝完又裝滿繼續喝，實在很難知道自己喝多少，往往熱量攝取破表，等大餐之後再來瘦身，又更辛苦。換個方式獎勵自己，像是看電影、聽演唱會、唱歌、旅行都是慶祝或獎勵自己的好方法，當然也可以用選購新衣服、鞋子、包包、彩妝來妝扮瘦下來的自己，讓自己更有自信與成就感。

作法

1. 油豆皮、薑切絲；鮮香菇、鴻喜菇、白菇切小丁；金針菇切小段。

2. 將所有食材放入燜燒罐中，加滿 100°C 熱水，迅速攪拌後密封，靜置 2 ～ 3 分鐘預熱（食材若直接從冰箱取出或在天冷時，預熱動作可以重複 1 ～ 2 次）。

3. 把水濾出後，重新加入 100°C 熱水至 8 分滿，迅速攪拌後密封，燜約 3 小時即可。

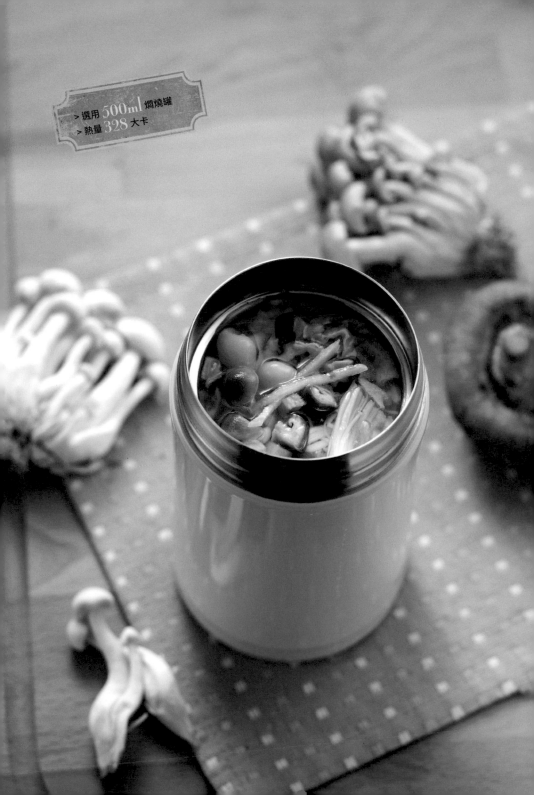

11. 南瓜粥

材料

豬肉 …… 70 公克
白米 …… 40 公克
南瓜 …… 55 公克
鮮香菇 …… 30 公克
胡蘿蔔 …… 20 公克
蝦米 …… 10 公克
香菜 …… 少許
白胡椒粉 …… 適量
鹽 …… 適量

營養師 Tips

增加咀嚼次數慢慢吃

若吃東西囫圇吞棗，就會在身體覺得有飽足感之前就吃下過多的熱量，是造成肥胖的原因之一，增加咀嚼的次數，可以刺激腦部飽食中樞，讓人有飽足感。增加咀嚼次數可以促使消化液的分泌，幫助食物消化。有研究指出，咀嚼次數增加至 30 下，可以減少 12% 的熱量攝取，有助於熱量控制。增加咀嚼次數好處不只如此，還可以訓練臉部咀嚼肌肉，減少皺紋產生，讓人看起來更年輕。

作法

1. 豬肉切絲；鮮香菇、南瓜切 1 公分小丁；胡蘿蔔去皮、切 1 公分小丁；蝦米切碎。

2. 將所有食材放入燜燒罐中，加滿 100°C 熱水，迅速攪拌後密封，靜置 2 ～ 3 分鐘預熱（食材若直接從冰箱取出或在天冷時，預熱動作可以重複 1 ～ 2 次）。

3. 把水濾出後，重新加入 100°C 熱水至 8 分滿，迅速攪拌後密封，燜約 3 小時即可。

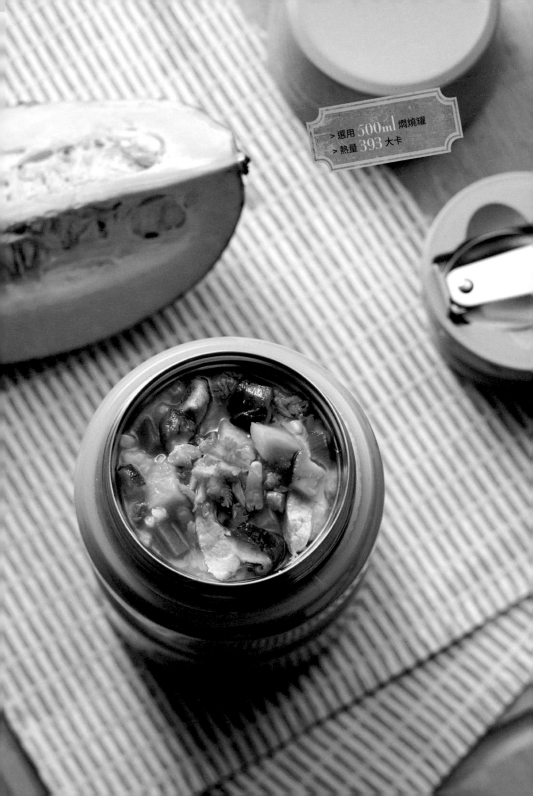

> 選用 500ml 燜燒罐
> 熱量 393 大卡

12. 海鮮粥

材料

魚肉 …… 35 公克
蝦仁 …… 30 公克
花枝 …… 40 公克
白米 …… 40 公克
小白菜 …… 50 公克
薑 …… 3 片
鹽 …… 適量

營養師Tips

把自己當美食家，仔細品嚐食物的味道

仔細品嚐食物的味道也可以放慢進食的速度，把自己當美食家，平常吃飯時就可以評論每一道菜的味道，也可以考考自己是否能吃得出菜餚中所用的食材有什麼，把細細品嚐美食當作一種樂趣，每一口都細嚼慢嚥，不僅有助於消化，也避免因狼吞虎嚥吃下過多熱量。

作法

1. 將魚肉、花枝切小薄片；蝦仁、小白菜切碎；薑片切絲。

2. 將所有食材放入燜燒罐中，加滿 100℃熱水，迅速攪拌後密封，靜置 2～3 分鐘預熱（食材若直接從冰箱取出或在天冷時，預熱動作可以重複1～2 次）。

3. 把水濾出後，重新加入100℃熱水至8分滿，迅速攪拌後密封，燜約3小時即可。

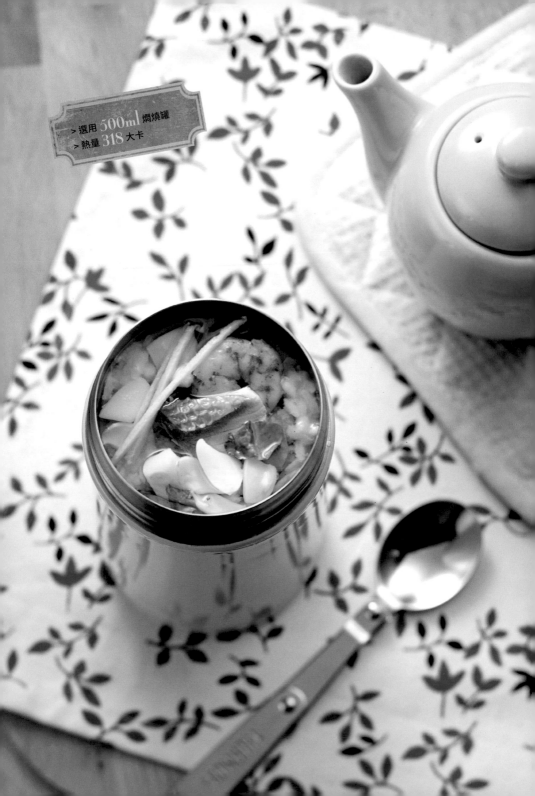

13. 素什錦粥

材料

油豆皮 …… 30 公克
白米 …… 40 公克
鮮香菇 …… 20 公克
高麗菜 …… 20 公克
綠花椰 …… 20 公克
白花椰 …… 20 公克
黑木耳 …… 20 公克
紅棗 …… 2 顆
枸杞 …… 1 大匙
薑 …… 3 片
鹽 …… 適量

營養師Tips

換小一點的餐具

大多數人盛裝食物時，都會依拿到的餐具按比例來盛裝，像是裝滿或裝一半，但是同樣是裝半碗飯，不同大小的碗所盛裝的分量就不同，如果沒有特別去留意，一般人大概都不會知道自己用的餐具可以裝多少容量，雖然容量不一定與熱量成正比，但是通常食量大的人吃進去的熱量比較高，食量大把胃撐大了，在瘦身時減少食物分量攝取就不容易飽足，但想要控制好熱量攝取就得要控制吃進去的食物分量。換小一點的餐具，可以讓食物分量控制更容易些，習慣小一點的餐具慢慢縮減食量，也比較容易有飽足感。

作法

1. 油豆皮、薑切絲；鮮香菇、高麗菜、黑木耳切細絲；綠花椰、白花椰切小丁。

2. 將所有食材放入燜燒罐中，加滿 100°C 熱水，迅速攪拌後密封，靜置 2～3 分鐘預熱（食材若直接從冰箱取出或在天冷時，預熱動作可以重複 1～2 次）。

3. 把水濾出後，重新加入 100°C 熱水至 8 分滿，迅速攪拌後密封，燜約 3 小時即可。

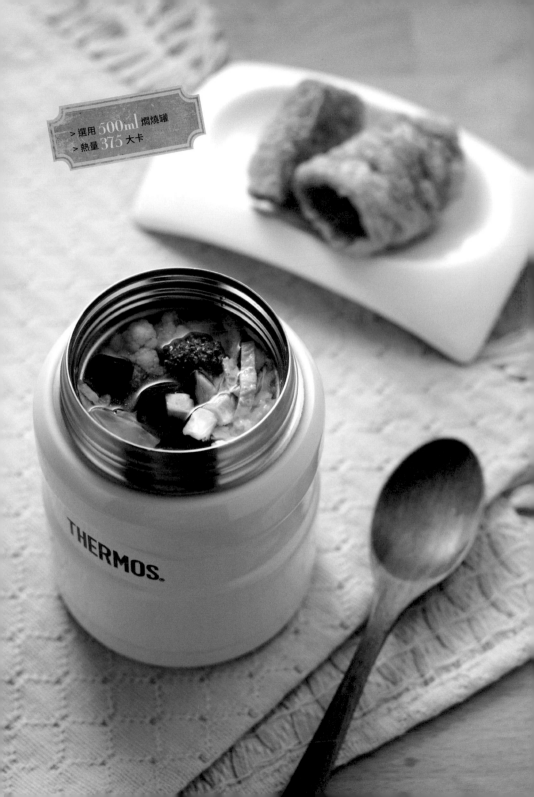

> 選用 500ml 燜燒罐
> 熱量 375 大卡

14.
鮭魚粥

材料

鮭魚 …… 70 公克

白米 …… 40 公克

玉米粒 …… 35 公克

高麗菜 …… 20 公克

菠菜 …… 30 公克

甜椒 …… 50 公克

薑 …… 3 片

黑胡椒 …… 適量

鹽 …… 適量

營養師Tips

把自己當貴婦優雅的挑食

改變「呷粗飽」與填飽肚子就好的湊合心態，只挑選新鮮、天然、品質好、營養密度高的食物，不吃精緻高熱量的加工食品，並優雅的一小口一小口慢慢吃。購買食物的分量適當就好，若將瘦身成本算進去，選擇分量加大並不比較划算。不要習慣吃飽，吃到覺得不餓就停止。也不要因為愛惜食物的想法就將全部食物吃光，真正愛惜食物的作法是準備適當分量的食物，讓人覺得吃得意猶未盡才是最美味的。

作法

1. 鮭魚切 1 公分小丁；高麗菜、甜椒切小丁。

2. 將所有食材放入燜燒罐中，加滿 100°C 熱水，迅速攪拌後密封，靜置 2～3 分鐘預熱（食材若直接從冰箱取出或在天冷時，預熱動作可以重複 1～2 次）。

3. 把水濾出後，重新加入 100°C 熱水至 8 分滿，迅速攪拌後密封，燜約 3 小時即可。

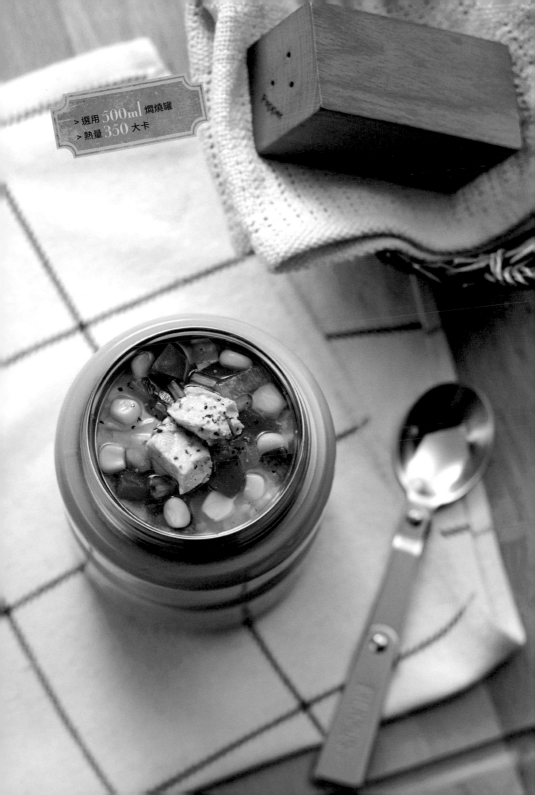

> 選用 500ml 燜燒罐
> 熱量 350 大卡

15.
干貝粥

材料

雞肉 …… 35 公克

鮮干貝 …… 35 公克

白米 …… 40 公克

白蘿蔔 …… 80 公克

胡蘿蔔 …… 20 公克

薑 …… 3 片

鹽 …… 適量

營養師Tips

預留充裕的吃飯時間，選擇輕鬆舒適的環境吃飯

許多個案發胖的原因是不能放輕鬆的吃飯，不管是一邊工作一邊吃飯，或是忙到沒有時間吃飯只好胡亂吃些東西，其實都會忽略吃進去的是什麼食物，更不用說要留意食物的分量或熱量了。等到工作結束放鬆時又想好好吃一頓，變成多吃一餐或吃宵夜，熱量難控制。預留充裕的吃飯時間，選擇在輕鬆舒適的環境中吃飯，才能慢慢享受食物的美味，細嚼慢嚥才能有滿足感，避免多餐或亂吃。

作法

1. 雞肉、鮮干貝切 1 公分小丁；白蘿蔔、胡蘿蔔去皮、切 1 公分小丁；薑片切絲。

2. 將所有食材放入燜燒罐中，加滿 100℃熱水，迅速攪拌後密封，靜置 2 ～ 3 分鐘預熱（食材若直接從冰箱取出或在天冷時，預熱動作可以重複 1 ～ 2 次）。

3. 把水濾出後，重新加入 100℃熱水至 8 分滿，迅速攪拌後密封，燜約 3 小時即可。

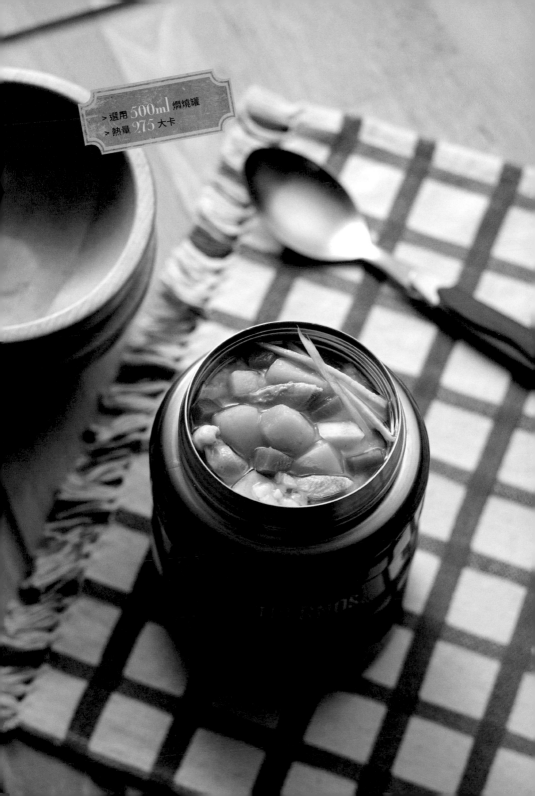

> 選用 500ml 燜燒罐
> 熱量 275 大卡

足夠優質蛋白質攝取，避免肌少型肥胖

我們的身體組成會隨著年紀增長而變化，當我們的年紀漸長，身體組成會隨著身體各器官功能衰退、荷爾蒙的變化、飲食不當等因素讓瘦肌肉組織的流失，造成肌肉不足的問題。近年來在老人醫學中探討相當多的「肌少症」的問題，因為肌肉減少是老年族群特有的臨床表現，而且對老年族群的肥胖、身體失能、代謝功能、慢性疾病和死亡率有很大的影響。不只是老年族群有肌少症的問題，許多缺乏運動的年輕女性也有嚴重的肌肉流失現象。常常看到這樣的案例，個案的體重、BMI 值都是落在理想範圍內，但是體脂率偏高，或是已經體重不足了，體脂率還是偏高，真正的原因就是瘦肌肉組織不足出現所謂的「肌少型肥胖」。年輕人出現肌少型肥胖的原因，通常是缺乏運動加上不當的飲食攝取。

造成瘦肌肉流失的原因有身體活動量不足、蛋白質攝取不足、年齡增長、疾病代謝異常等等，有研究數據顯示病人只要臥床 10 天，身體就會流失大約 1 公斤肌肉，因此身體活動對預防瘦肌肉流失相當重要，為避免肌少症發生，最好養成每天運動的習慣，做一些有阻力的肌力訓練，可以強化肌肉的質量和肌肉的力量。蛋白質攝取不足是另一個造成瘦肌肉流失的重要因素，一般而言，會蛋白質攝取不足大多是不了解自己應該要吃多少蛋白質食物。很多年輕女性為了減肥，嚴格控制熱量攝取，影響蛋白質攝取量，而有些人因為消化功能衰退，食欲不佳、食量減少，或是吃純素的人蛋白質食物來源有限，若不注意攝取分量，都會造成蛋白質攝取不足。當蛋白質攝取不足時，身體就會分解自己原有的瘦肌肉組織，造成肌肉流失。我們一天需要吃多少蛋白質呢？一般人蛋白質需要量，可配合運動量，以每公斤體重攝取 1～2 公克

的蛋白質建議量來計算，所以 50 公斤體重的人，每天可以攝取 50 ～ 100 公克的蛋白質，而奶、豆、魚、肉、蛋類是人體利用率較佳的優質蛋白質來源，每一份豆、魚、肉、蛋類食物含有 7 公克蛋白質，每一份奶類含有 8 公克蛋白質，所以要攝取 50 ～ 100 公克的蛋白質，每天可以攝取 4 ～ 12 份的豆、魚、肉、蛋類食物再加上 1 ～ 2 份的奶類。其他有慢性疾病的人建議跟營養師諮詢，了解自己的蛋白質該怎麼吃，才不至於吃太多造成原來疾病的惡化，吃太少造成肌肉流失。

年齡越大肌肉流失的速度越快，70 歲時的肌肉量大約只剩 20 歲時肌肉量的 60%，30 歲以後每 10 年肌肉質量平均會下降 6% ～ 8%，年紀大又缺少運動，肌肉流失的速度又更快，因此在年輕時沒有好好的保存瘦肌肉組織，在老年時少肌症就可能會變得更嚴重。

蛋白質食物可以分散在三餐或是增加點心的方式來攝取，這樣不會因為一次吃太多造成腎臟負擔。另外可多攝取含有白胺酸的食物，白胺酸（Leucine）是人體 8 種必需胺基酸之一，其代謝產物 HMB（β-hydroxy-β-methylbutyrate）可以刺激骨骼肌的合成，增加肌肉量。白胺酸含量高的食物有黃豆粉、豆腐、牛奶、乳清蛋白、起司、蛋白、豬肉、牛肉、魚……等。

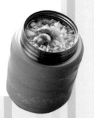

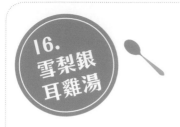

16. 雪梨銀耳雞湯

材料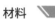

去骨雞腿肉 ⋯⋯ 120 公克
杏鮑菇 ⋯⋯ 20 公克
鮮銀耳 ⋯⋯ 100 公克
水梨 ⋯⋯ 50 公克
蔓越莓乾 ⋯⋯ 1 大匙
薑片 ⋯⋯ 2 片
鹽 ⋯⋯ 適量

作法

1. 雞腿肉、薑切絲；杏鮑菇、銀耳切小薄片；水梨去皮、切小薄片。

2. 雞腿肉放入燜燒罐中，加滿 100°C熱水，迅速攪拌後濾除血水。

3. 將所有食材放入燜燒罐中，加滿 100°C熱水，迅速攪拌後密封，靜置 2～3 分鐘預熱（食材若直接從冰箱取出或在天冷時，預熱動作可以重複 1～2 次）。

4. 把水濾出後，重新加入 100°C熱水至 8 分滿，迅速攪拌後密封，燜約 3 小時即可。

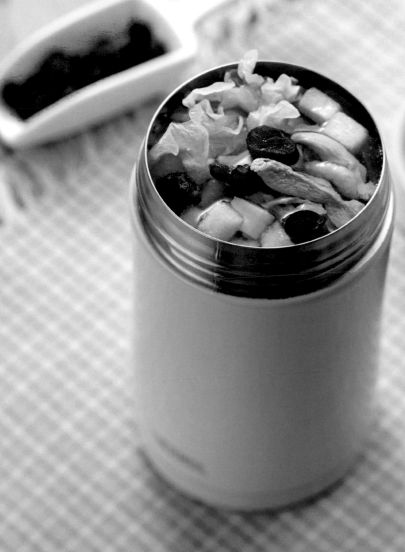

17. 蕪菁雞湯

材料

去骨雞腿肉 …… 120 公克

蕪菁 …… 100 公克

鮮香菇 …… 20 公克

薑片 …… 3 片

香菜 …… 少許

鹽 …… 適量

作法

1. 雞腿肉、薑切絲；鮮香菇切小薄片；蕪菁洗淨去皮、切小薄片。

2. 將雞腿肉放入燜燒罐中，加滿 100°C熱水，迅速攪拌後濾除血水。

3. 將所有食材放入燜燒罐中，加滿 100°C熱水，迅速攪拌後密封，靜置 2～3 分鐘預熱（食材若直接從冰箱取出或在天冷時，預熱動作可以重複 1～2 次）。

4. 把水濾出後，重新加入 100°C熱水至 8 分滿，迅速攪拌後密封，燜約 3 小時即可。

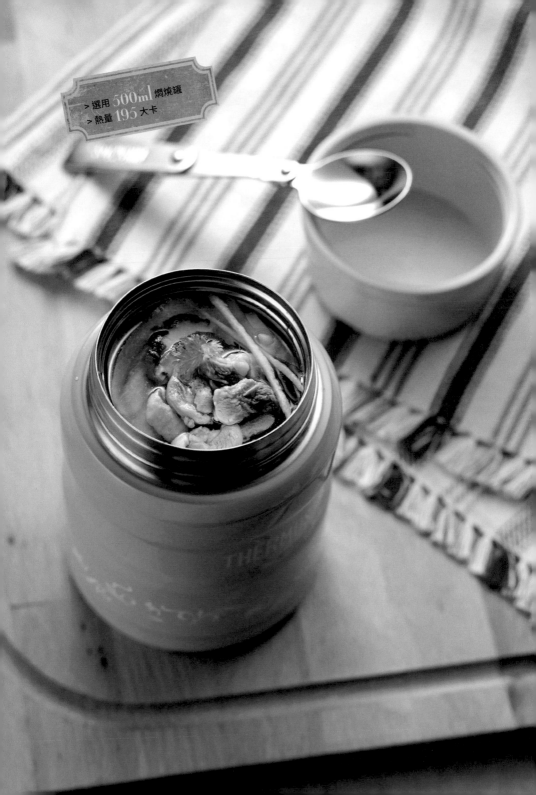

> 選用 500ml 燜燒罐
> 熱量 195 大卡

18.
牛蒡雞湯

材料

去骨雞腿肉 …… 120 公克
牛蒡 …… 50 公克
杏鮑菇 …… 50 公克
紅棗 …… 2 顆
枸杞 …… 1 大匙
鹽 …… 適量

營養師Tips

穿小一點的衣服

瘦身時期可以選擇稍微緊身的衣服，用來提醒
自己落實瘦身計畫。穿著寬鬆的衣服雖然比較
舒服，但也會隱藏自己的身材，發胖了也看不
出來。也可以拿一件小一點的合身衣服，每隔
1～2天就穿穿看，當作身材測量的工具，從
穿衣的鬆緊程度看出身材的變化。穿起來覺得
緊時，就更努力瘦身，當能夠穿得下以前穿不
下的衣服時，相信心情是很雀躍的，更能加強
自己信心，讓自己堅持瘦下去。

作法

1. 雞腿肉、薑切絲；杏鮑菇切絲；牛蒡去皮、切絲。

2. 雞腿肉放入燜燒罐中，加滿 100°C熱水，迅速攪拌後濾除血水。

3. 將所有食材放入燜燒罐中，加滿 100°C熱水，迅速攪拌後密封，靜置 2～3 分
   鐘預熱（食材若直接從冰箱取出或在天冷時，預熱動作可以重複 1～2 次）。

4. 把水濾出後，重新加入100°C熱水至 8 分滿，迅速攪拌後密封，燜約 3 小時即可。

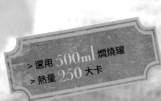

> 選用 500ml 燜燒罐
> 熱量 250 大卡

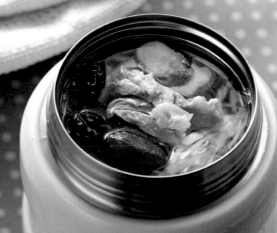

19. 番茄牛肉湯

材料

牛肉片 …… 105 公克
洋蔥 …… 50 公克
蘑菇 …… 50 公克
番茄 …… 100 公克
月桂葉 …… 1 片
黑胡椒 …… 適量
鹽 …… 適量

營養師Tips

保持談戀愛的心情

有人說，戀愛可以讓人從對方的眼裡看見對自己的期待，期待自己變得更美更帥、變得更好。不管現在是否有對象，保持談戀愛的心情或是期待著新戀情是加強瘦身動機最有效的方法。瘦身動機越強，配合飲食控制與運動的動力就越強，瘦身成果也會越好。

作法

1. 洋蔥、蘑菇、番茄切小丁。

2. 牛肉放入燜燒罐中，加滿 100℃熱水，迅速攪拌後濾除血水。

3. 將所有食材放入燜燒罐中，加滿 100℃熱水，迅速攪拌後密封，靜置 2 ～ 3 分鐘預熱（食材若直接從冰箱取出或在天冷時，預熱動作可以重複 1 ～ 2 次）。

4. 把水濾出後，重新加入 100℃熱水至 8 分滿，迅速攪拌後密封，燜約 3 小時即可。

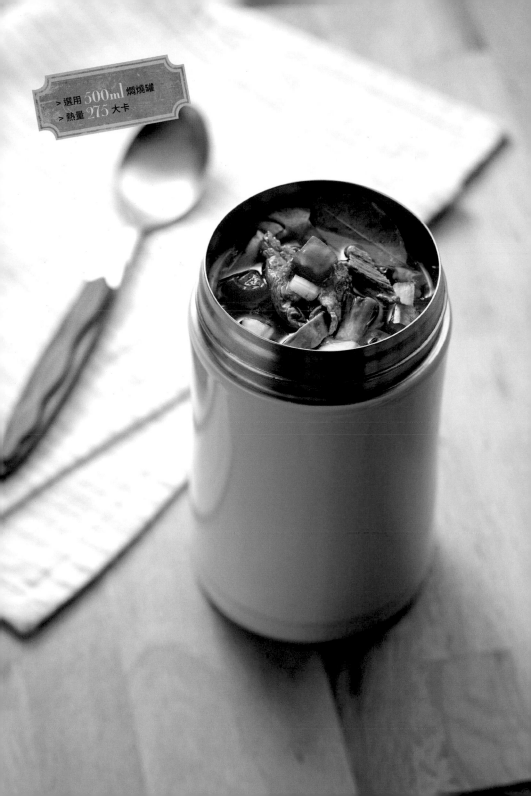

> 選用 500ml 燜燒罐
> 熱量 275 大卡

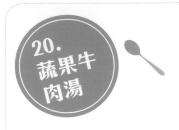

20. 蔬果牛肉湯

材料

牛肉片 ⋯⋯ 105 公克

蘋果 ⋯⋯ 50 公克

西洋芹 ⋯⋯ 30 公克

洋蔥 ⋯⋯ 20 公克

白蘿蔔 ⋯⋯ 50 公克

胡蘿蔔 ⋯⋯ 50 公克

黑胡椒 ⋯⋯ 適量

鹽 ⋯⋯ 適量

營養師Tips

泡澡加強發汗與促進血液循環

加強發汗、促進血液循環可以加速新陳代謝幫助排毒瘦身。除了運動，泡澡也有加強發汗、促進血液循環的效果，對於年紀稍長、壓力大、代謝差的人特別有幫助。在瘦身停滯期的時候也可以多泡澡，加速新陳代謝縮短停滯期。容易手腳冰冷的人在泡澡時可加入薑汁，容易浮腫的人則可以加入海鹽或杜松、葡萄柚精油都有不錯的成效。

作法

1. 洋蔥切小丁；蘋果、胡蘿蔔、白蘿蔔去皮、切小丁。

2. 牛肉放入燜燒罐中，加滿 100°C熱水，迅速攪拌後濾除血水。

3. 將所有食材放入燜燒罐中，加滿 100°C熱水，迅速攪拌後密封，靜置 2～3 分鐘預熱（食材若直接從冰箱取出或在天冷時，預熱動作可以重複 1～2 次）。

4. 把水濾出後，重新加入 100°C熱水至 8 分滿，迅速攪拌後密封，燜約 3 小時即可。

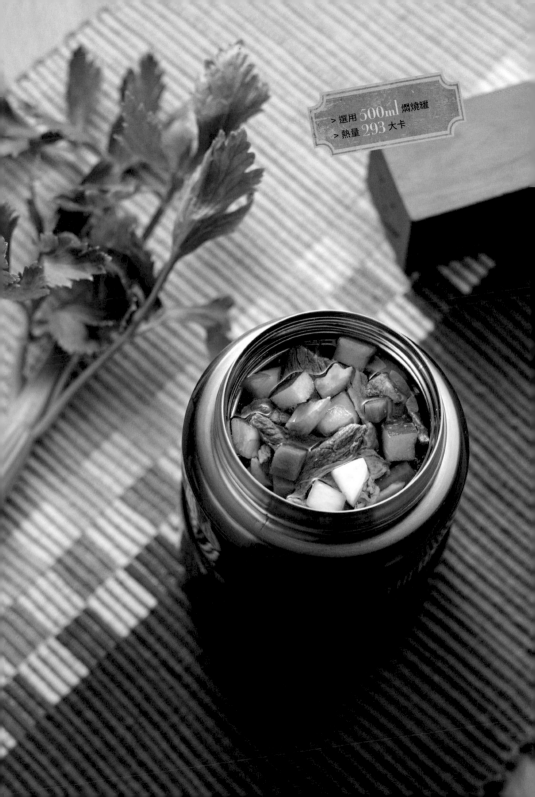

> 選用 500ml 燜燒罐
> 熱量 293 大卡

21. 當歸羊肉湯

材料

羊肉片 …… 105 公克
高麗菜 …… 50 公克
大白菜 …… 50 公克
薑 …… 2 ～ 3 片
當歸 …… 1 片
鹽 …… 適量

營養師 Tips

幫自己全身按摩

常常看到有些人工作時像拚命三郎，在結束工作放鬆時才會喊著腰痠背痛，當工作壓力或精神壓力大的時候，我們會專注於工作或某一種情緒中，忽略身體發出的訊息。幫自己全身按摩除了可以加強循環，將局部脂肪組織軟化，消除橘皮組織的效果外，更重要的是把注意力放在身體上，好好觀察自己身心變化，有沒有哪裡痠麻脹痛，是否會便祕或脹氣，還是會心悸、頭痛？藉由全身按摩好好關注自己的身體，並消除緊張壓力，為保持健康來努力瘦身。

作法

1. 高麗菜、大白菜切絲。

2. 羊肉放入燜燒罐中，加滿 100℃熱水，迅速攪拌後濾除血水。

3. 將所有食材放入燜燒罐中，加滿 100℃熱水，迅速攪拌後密封，靜置 2 ～ 3 分鐘預熱（食材若直接從冰箱取出或在天冷時，預熱動作可以重複 1 ～ 2 次）。

4. 把水濾出後，重新加入 100℃熱水至 8 分滿，迅速攪拌後密封，燜約 3 小時即可。

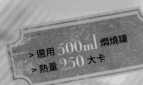

> 選用 500ml 燜燒罐
> 熱量 250 大卡

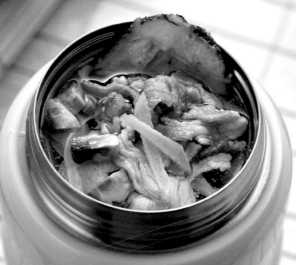

THERMOS.

22.
蘿蔔羊肉湯

材料

羊肉片 …… 105 公克
白蘿蔔 …… 80 公克
胡蘿蔔 …… 20 公克
薑 …… 2 片
甘草 …… 1 片
鹽 …… 適量

營養師Tips

深呼吸釋放壓力

長時間處在壓力下，使得血液中的壓力荷爾蒙可體松增加，會使身體血糖、血脂肪上升，也讓胰島素作用變差，而造成腹部內臟脂肪的堆積。紓壓的方式很多，深呼吸是最立即有效的，放輕鬆、緩慢、穩定的深呼吸可以調節自律神經功能幫助穩定情緒對抗壓力。

作法

1. 胡蘿蔔、白蘿蔔去皮、切小丁。

2. 羊肉放入燜燒罐中，加滿 100°C熱水，迅速攪拌後濾除血水。

3. 將所有食材放入燜燒罐中，加滿 100°C熱水，迅速攪拌後密封，靜置 2～3 分鐘預熱（食材若直接從冰箱取出或在天冷時，預熱動作可以重複 1～2 次）。

4. 把水濾出後，重新加入100°C熱水至8分滿，迅速攪拌後密封，燜約3小時即可。

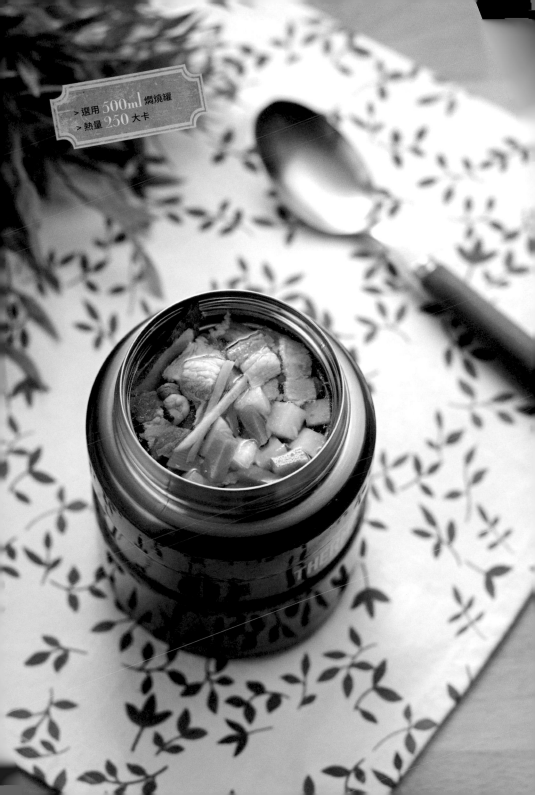

> 選用 500ml 燜燒罐
> 熱量 250 大卡

23.
虱目魚湯

材料

虱目魚 …… 105 公克
蒜苗 …… 50 公克
鮮香菇 …… 50 公克
胡蘿蔔 …… 50 公克
白胡椒粉 …… 適量
鹽 …… 適量

作法

1. 虱目魚切絲；蒜苗、鮮香菇切細絲；胡蘿蔔去皮、切絲。

2. 將所有食材放入燜燒罐中，加滿 100℃熱水，迅速攪拌後密封，靜置 2～3 分
鐘預熱（食材若直接從冰箱取出或在天冷時，預熱動作可以重複 1～2 次）。

3. 把水濾出後，重新加入 100℃熱水至 8 分滿，迅速攪拌後密封，燜約 3 小時即可。

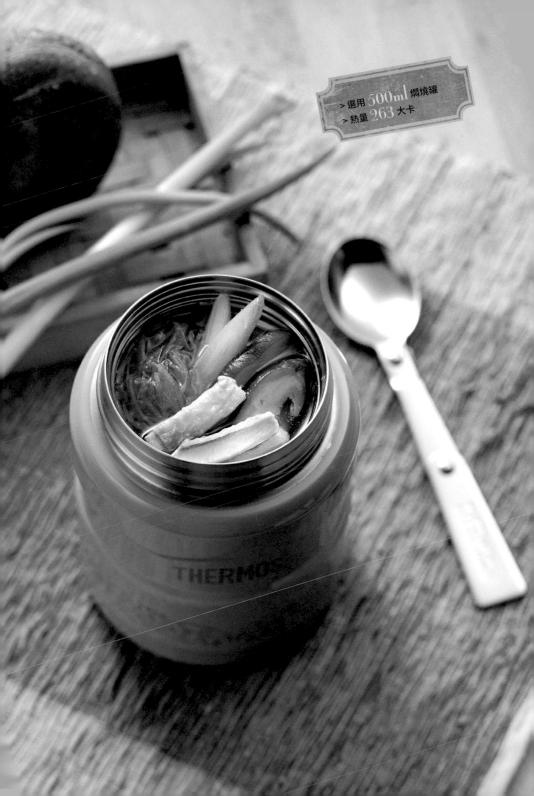

> 選用 500ml 燜燒罐
> 熱量 263 大卡

24. 番茄鱸魚湯

材料

鱸魚 ⋯⋯ 105 公克
香菜 ⋯⋯ 20 公克
番茄 ⋯⋯ 80 公克
洋蔥 ⋯⋯ 50 公克
高麗菜 ⋯⋯ 50 公克
鹽 ⋯⋯ 適量

營養師 Tips

結交正在瘦身的朋友

許多研究證實和朋友一起瘦身的成效要比起一個人孤單奮戰來的好，而且除了結交現實生活正在瘦身的朋友之外，結交網友也有助於瘦身。多結交正在瘦身的朋友，可以與朋友一起談論瘦身的方法，分享瘦身心得，結伴一起運動可以持續不容易中斷，一同選擇健康低熱量飲食也不容易失控，互相鼓勵與監督可以減輕更多體重，也更有樂趣並加強持續瘦身的動力。

作法

1. 鱸魚、番茄切小丁；洋蔥、高麗菜、香菜洗切碎。

2. 將所有食材放入燜燒罐中，加滿 100°C 熱水，迅速攪拌後密封，靜置 2 ～ 3 分鐘預熱（食材若直接從冰箱取出或在天冷時，預熱動作可以重複 1 ～ 2 次）。

3. 把水濾出後，重新加入 100°C 熱水至 8 分滿，迅速攪拌後密封，燜約 3 小時即可。

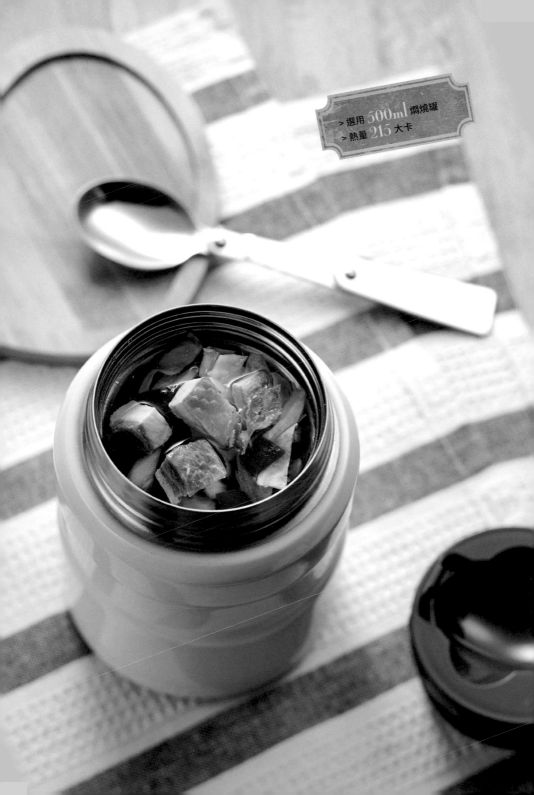

> 選用 500ml 燜燒罐
> 熱量 215 大卡

25. 奶香魚片湯

材料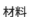

鯛魚 …… 105 公克
低脂奶粉 …… 3 大匙
綠花椰 …… 50 公克
白花椰 …… 50 公克
洋蔥 …… 50 公克
黑胡椒 …… 適量
鹽 …… 適量

營養師Tips

和朋友分享食物

和朋友分享的快樂勝過獨自擁有，特別是在面對高糖、高油脂、高熱量食物的時候。當拿到的餐點量超過要控制的分量時，或是看到高熱量美食，嘴饞的時候，不妨找幾個朋友一起分享，這樣能吃到美食又不會吃太多造成負擔，而且吃得意猶未盡才是最好吃的。

作法

1. 鯛魚、洋蔥、綠花椰、白花椰切小丁；低脂奶粉用 50 C.C. 溫水泡開。

2. 將所有食材（低脂奶粉除外）放入燜燒罐中，加滿 100°C 熱水，迅速攪拌後密封，靜置 2～3 分鐘預熱（食材若直接從冰箱取出或在天冷時，預熱動作可以重複 1～2 次）。

3. 把水濾出後，加入泡開的低脂奶粉，重新加入 100°C 熱水至 8 分滿，迅速攪拌後密封，燜約 3 小時即可。

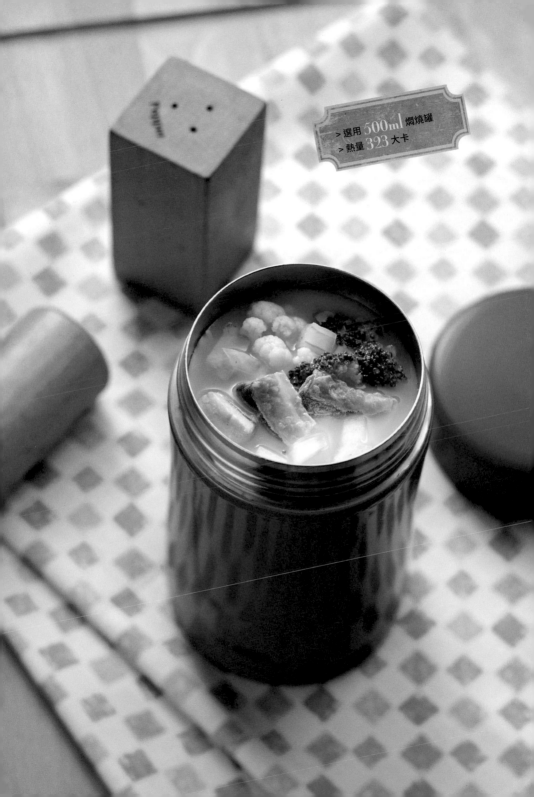

> 選用 500ml 燜燒罐
> 熱量 323 大卡

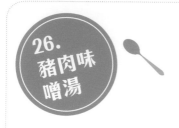

26. 豬肉味噌湯

材料

豬肉 …… 105 公克
高麗菜 …… 30 公克
胡蘿蔔 …… 20 公克
脫水海帶芽 …… 10 公克
青蔥 …… 20 公克
味噌 …… 1 大匙

營養師Tips

和朋友聚會可以選擇吃以外的活動

常常看到個案好不容易在努力運動，控制飲食有一點成效後，卻因為吃一次大餐讓瘦身計畫破功，和朋友聚會通常會因為開心而多吃多喝，吃下去的熱量常常遠超過可以攝取的量。除了利用一些飲食技巧減少熱量攝取之外，最好的方式就是跟朋友約在不是吃飯的場合，逛街、看電影、賞花、看表演、打球、玩體感遊戲都好，雖然減少一起吃飯的機會，但也有不同的聚會樂趣。

作法

1. 豬肉、高麗菜切絲；胡蘿蔔去皮、切絲。

2. 青蔥切成蔥花，味噌用熱開水調開，海帶芽洗淨，用熱開水泡開後瀝乾。

3. 豬肉放入燜燒罐中，加滿 100°C熱水，迅速攪拌後濾除血水。

4. 將所有食材（味噌、蔥花除外）放入燜燒罐中，加滿 100°C熱水，迅速攪拌後密封，靜置 2～3 分鐘預熱（食材若直接從冰箱取出或在天冷時，預熱動作可以重複 1～2 次）。

5. 把水濾出後，加入味噌，重新加入 100°C熱水至 8 分滿，迅速攪拌後密封，燜約 3 小時即可。

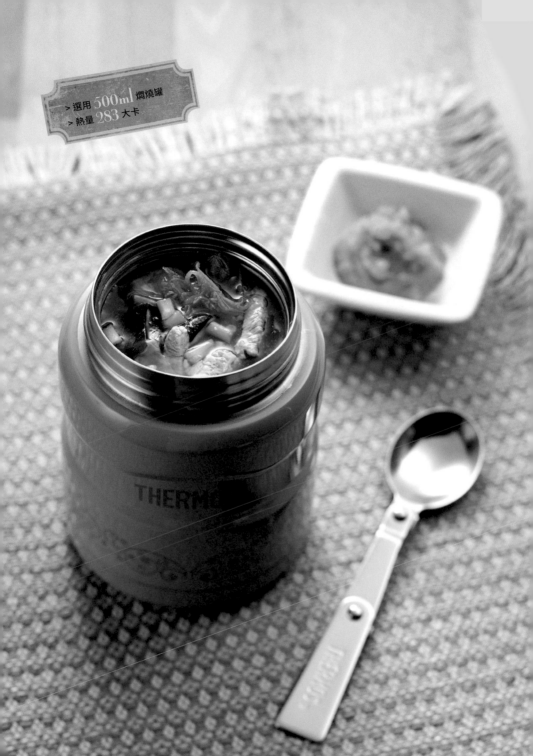

> 選用 500ml 燜燒罐
> 熱量 283 大卡

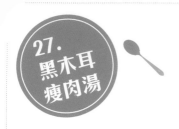

27. 黑木耳瘦肉湯

材料

豬肉 …… 105 公克

黑木耳 …… 100 公克

枸杞 …… 1 大匙

紅棗 …… 2 顆

薑片 …… 2 片

鹽 …… 適量

作法

1. 豬肉、薑切絲；黑木耳切小薄片。

2. 豬肉放入燜燒罐中，加滿 100℃熱水，迅速攪拌後濾除血水。

3. 將所有食材放入燜燒罐中，加滿 100℃熱水，迅速攪拌後密封，靜置 2 ～ 3 分鐘預熱（食材若直接從冰箱取出或在天冷時，預熱動作可以重複 1 ～ 2 次）。

4. 把水濾出後，重新加入 100℃熱水至 8 分滿，迅速攪拌後密封，燜約 3 小時即可。

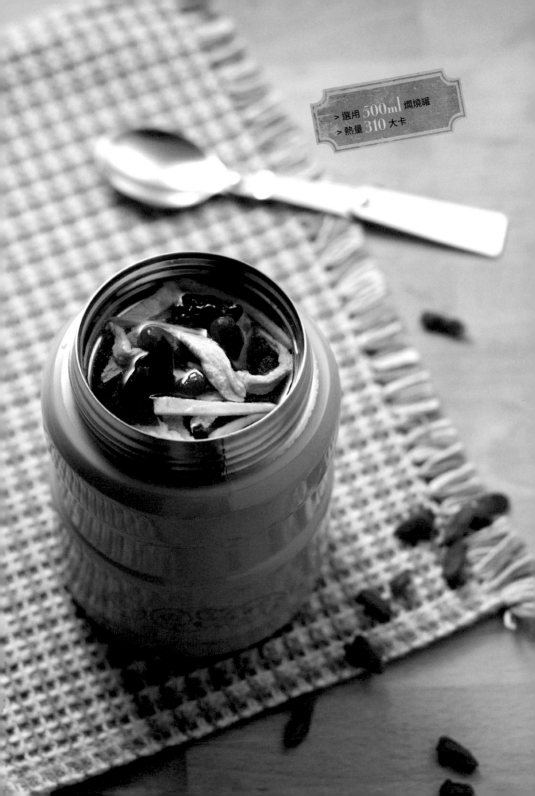

> 選用 500ml 燜燒罐
> 熱量 310 大卡

28. 翡翠豆腐湯

材料

傳統豆腐 …… 240 公克

菠菜 …… 100 公克

胡蘿蔔 …… 30 公克

薑 …… 2 片

香油 …… 1 小匙

鹽 …… 適量

作法

1. 豆腐切小丁;薑切絲;菠菜切碎;胡蘿蔔去皮、切碎。

2. 將所有食材放入燜燒罐中,加滿 100°C熱水,迅速攪拌後密封,靜置 2～3 分鐘預熱(食材若直接從冰箱取出或在天冷時,預熱動作可以重複 1～2 次)。

3. 把水濾出後,重新加入 100°C熱水至 8 分滿,迅速攪拌後密封,燜約 1 小時即可。

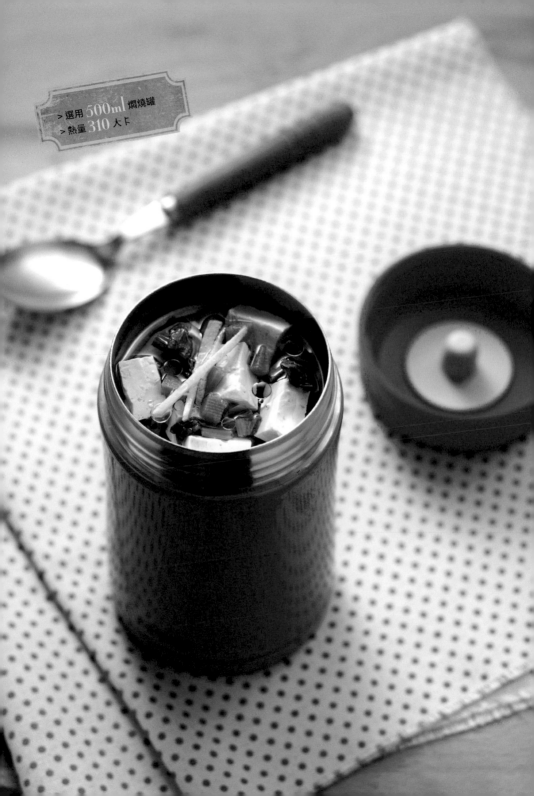

> 選用 500ml 燜燒罐
> 熱量 310 大卡

29. 油豆腐湯

材料

油豆腐 ┈┈┈ 165 公克
豌豆嬰 ┈┈┈ 50 公克
鮮香菇 ┈┈┈ 50 公克
紅甜椒 ┈┈┈ 30 公克
香油 ┈┈┈ 1 小匙
鹽 ┈┈┈ 適量

營養師Tips

選購食品時仔細看清楚標示

選購食品時除了看有效期限之外，更要看清楚成分和營養標示，在成分標示的部分可以清楚知道這項產品含量最多的原料是什麼，像是一罐八寶粥，含量最多是水，其次是蔗糖，再來才是黑糯米跟其他材料，再看重量標示，總重量為 340 公克，固形物 175 公克，所以吃下一罐八寶粥，會吃到半罐的糖水，在選購時就可評估是否會影響自己的飲食控制，再決定要不要購買。

作法

1. 油豆腐、鮮香菇、紅甜椒切小丁。

2. 將所有食材放入燜燒罐中，加滿 100°C 熱水，迅速攪拌後密封，靜置 2 ～ 3 分鐘預熱（食材若直接從冰箱取出或在天冷時，預熱動作可以重複 1 ～ 2 次）。

3. 把水濾出後，重新加入 100°C 熱水至 8 分滿，迅速攪拌後密封，燜約 1 小時即可。

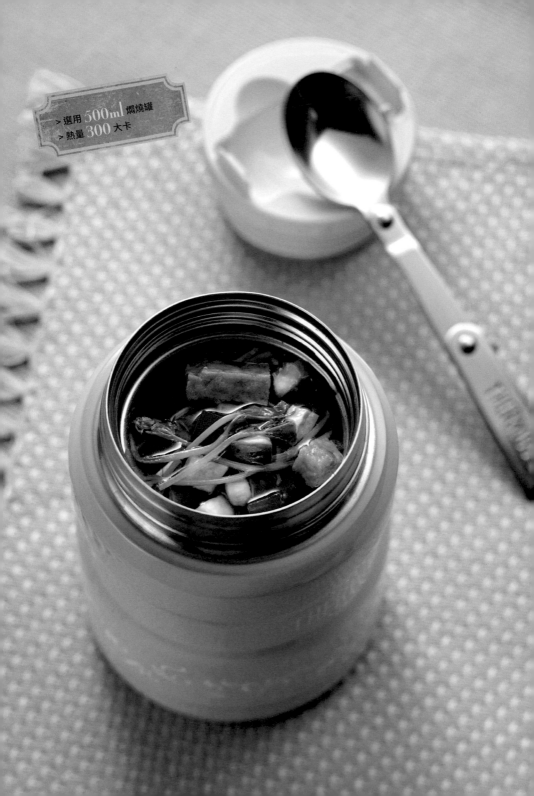

> 選用 500ml 燜燒罐
> 熱量 300 大卡

30. 海芽豆腐湯

材料

傳統豆腐 …… 160 公克
蝦米 …… 10 公克
脫水海帶芽 …… 10 公克
筊白筍 …… 30 公克
香油 …… 1 小匙
薑 …… 2 片

營養師 Tips

看懂食品包裝上的營養標示

食品包裝上的營養標示會將食物中的熱量、蛋白質、醣類、脂肪、鈉含量清楚標示出來，只是標示的基準會以每份或每 100 公克含量來標示，所以選購食品時，不要光看到熱量似乎很低就買來吃光，因為不注意看時，往往吃下肚的熱量會是你以為的熱量的好幾倍。像是一條洋芋片標示熱量為每份 90 大卡，而一條有 7 份，如果認為只是吃到 90 大卡而已，不影響自己的熱量控制，那麼就只能吃 1/7 條大約 5～6 片的量，如果一時嘴饞整條吃下去了，那可是吃了 630 大卡的熱量，比吃兩碗白飯熱量還高，所以看清楚標示是很重要的。

作法

1. 豆腐、蝦米切小丁；筊白筍去皮、切小丁。

2. 海帶芽用熱開水泡開後瀝乾。

3. 將所有食材放入燜燒罐中，加滿 100°C熱水，迅速攪拌後密封，靜置 2～3 分鐘預熱（食材若直接從冰箱取出或在天冷時，預熱動作可以重複 1～2 次）。

4. 把水濾出後，重新加入 100°C熱水至 8 分滿，迅速攪拌後密封，燜約 1 小時即可。

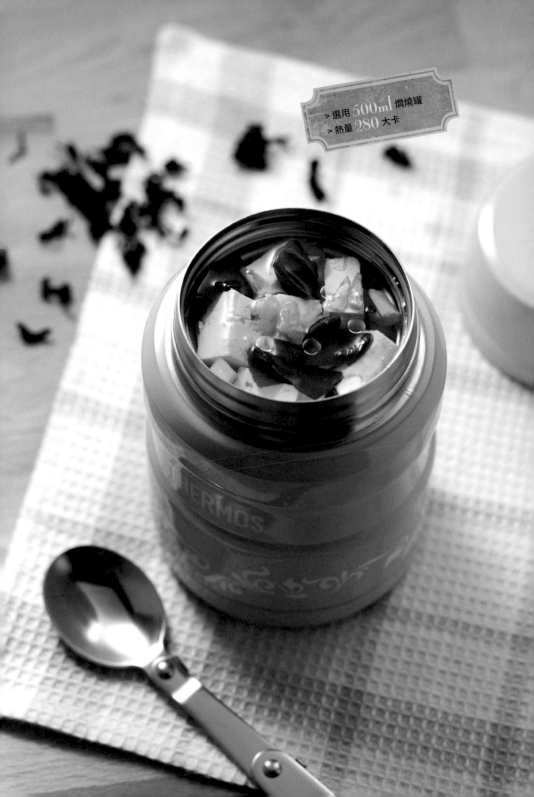

> 選用 500ml 燜燒罐
> 熱量 280 大卡

每天選擇一餐喝蔬菜湯，改善容易發胖的體質

很多人長時間處在壓力之下，三餐外食吃了過多的食品添加劑，久而久之造成新陳代謝失調，身體出現慢性發炎現象，其實就是老化的開始，從出現月經問題、不容易流汗、浮腫、腹部脂肪囤積，影響胰島素的代謝，形成代謝症候群這樣的狀況導致容易發胖的體質。身體長期處於慢性發炎狀態是許多疾病的根源，除了肥胖，像是癌症、心臟病、阿茲海默症、糖尿病、過敏……等等都與身體的慢性發炎有關。除了避免應酬太多、暴飲暴食、作息紊亂熬夜，多運動之外，更要減少內臟脂肪的堆積。內臟脂肪過高會降低胰島素的敏感度，而內臟脂肪釋放出的游離脂肪酸，像是容易引起發炎的「花生油四烯酸」和脂肪細胞本身分泌的介白素 -1、介白素 - 6 等發炎物質，都會加速身體的發炎反應。避免高糖分、高油脂、含有反式脂肪酸的食物，減少內臟脂肪的堆積，才可以讓自己不變成容易發胖的體質。

當吃太多高糖分、高油脂的食物時通常也壓縮了蔬菜、水果攝取的分量，使得蔬菜、水果攝取不足，而蔬菜、水果中的抗氧化營養素正是用來減少身體的慢性發炎，改善易胖體質最好的利器。蔬菜、水果中的非水溶性纖維可以增加糞便體積，加速腸胃蠕動，使排便順暢，縮短毒素通過腸道的時間。而水溶性纖維附著在小腸絨毛上，也減少毒素接觸腸壁面積，減少油脂的吸收，幫助降低血膽固醇和三酸甘油脂。蔬菜、水果中的膳食纖維也有助於血糖的平穩，讓胰島素不至於大量分泌，減少高胰島素造成的代謝問題。

一個女性拳頭大的水果含有 15 公克的醣類，吃過量仍然會發胖，也會影響血糖代謝或讓血液中的三酸甘油脂偏高，所以還是建議限量攝取。蔬菜

醣分低、熱量低，有飽足感，則是可多加利用的食材。利用蔬菜湯來減肥瘦身一直是許多人推崇的方式，用一整天只喝蔬菜湯方法，因為熱量很低可以瘦得很快，但是造成蛋白質攝取不足，瘦肌肉組織快速流失，反而因為代謝率下降，在恢復正常飲食後很容易就胖回來。而且長時間大量的只喝蔬菜湯，會使體質變得虛寒怕冷，許多女性的體質原來就偏寒涼，在生理期時容易不舒服，若又嚴格控制熱量只吃蔬菜湯，可能會加重生理期的不適，所以每天只選擇一餐喝蔬菜湯，減少一整天的總熱量攝取，在其他餐有吃到足夠的蛋白質與其他溫熱性質的食物，是相對安全有效的方式，特別是對於有些人必須經常應酬，飲食或熱量很難控制時，就以一餐吃蔬菜湯來改善容易發胖的體質。

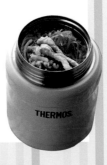

31.
洋蔥湯

材料

洋蔥 …… 100 公克
甜椒 …… 30 公克
綠花椰 …… 30 公克
蘑菇 …… 50 公克
巴西里 …… 適量
黑胡椒 …… 適量
鹽 …… 酌量

作法

1. 洋蔥、甜椒、磨菇、綠花椰切小丁。

2. 將所有食材放入燜燒罐中，加滿 100°C熱水，迅速攪拌後密封，靜置 2 ～ 3 分鐘預熱（食材若直接從冰箱取出或在天冷時，預熱動作可以重複 1 ～ 2 次）。

3. 把水濾出後，重新加入 100°C熱水至8分滿，迅速攪拌後密封，燜約 2 小時即可。

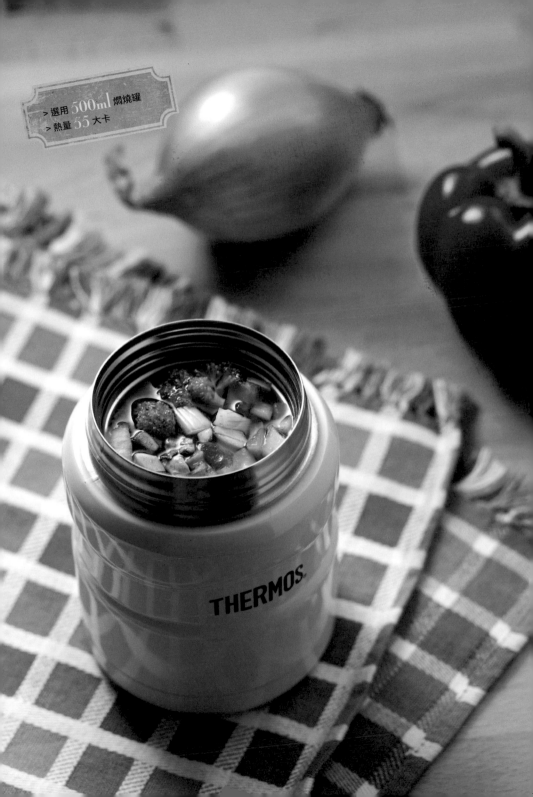

32.
西芹番茄湯

材料

西洋芹 …… 80 公克
番茄 …… 80 公克
胡蘿蔔 …… 20 公克
高麗菜 …… 30 公克
蒜頭 …… 2～3 瓣
鹽 …… 酌量

作法

1. 西洋芹、番茄切小丁；高麗菜切碎；胡蘿蔔、蒜頭去皮、切碎。

2. 將所有食材放入燜燒罐中，加滿100°C熱水，迅速攪拌後密封，靜置2～3分鐘預熱（食材若直接從冰箱取出或在天冷時，預熱動作可以重複1～2次）。

3. 把水濾出後，重新加入100°C熱水至8分滿，迅速攪拌後密封，燜約2小時即可。

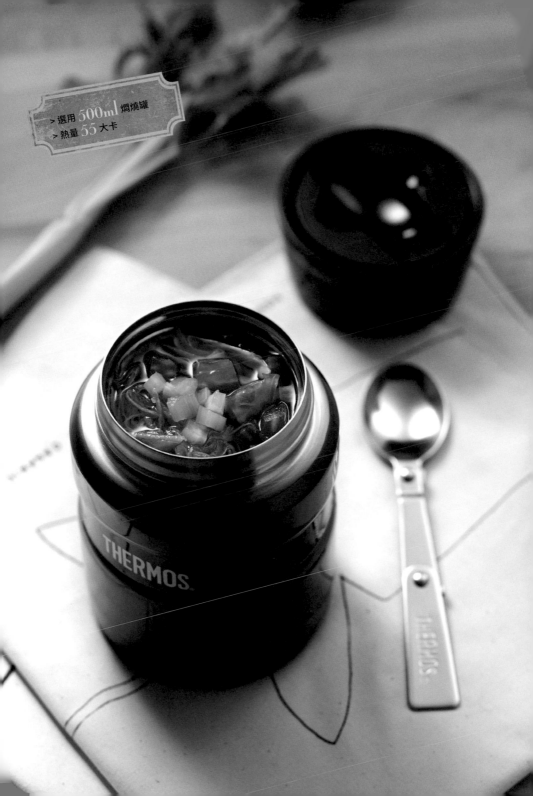

> 選用 500ml 燜燒罐
> 熱量 55 大卡

**33.
海帶湯**

材料

海帶絲 ⋯⋯ 100 公克

蒜苗 ⋯⋯ 50 公克

扁蒲 ⋯⋯ 50 公克

辣椒 ⋯⋯ 適量

薑 ⋯⋯ 2 片

鹽 ⋯⋯ 酌量

營養師Tips

想吃東西的時候就吃口香糖，餓的時候可以先喝水

想吃東西並不一定是肚子餓了，嘴饞時可以吃口香糖，透過咀嚼的刺激達到飽足，有些人會選擇吃些低熱量高纖維的蒟蒻，也是不錯的選擇，只是要注意蒟蒻的調味是否會太鹹或是加了糖。但是餓的時候吃口香糖，特別是含糖的口香糖，會刺激胃酸分泌，使人覺得越吃越餓。餓的時候可以先喝些水，沖淡胃酸，緩和餓的感覺，太酸、太甜的飲料，咖啡、濃茶都會刺激胃酸分泌，喝了反而會更餓，不適合在餓的時候喝。

作法

1. 海帶絲切小段；蒜苗、辣椒、薑切細絲；扁蒲去皮、切絲。

2. 將所有食材放入燜燒罐中，加滿 100°C 熱水，迅速攪拌後密封，靜置 2 ～ 3 分鐘預熱（食材若直接從冰箱取出或在天冷時，預熱動作可以重複 1 ～ 2 次）。

3. 把水濾出後，重新加入 100°C 熱水至 8 分滿，迅速攪拌後密封，燜約 2 小時即可。

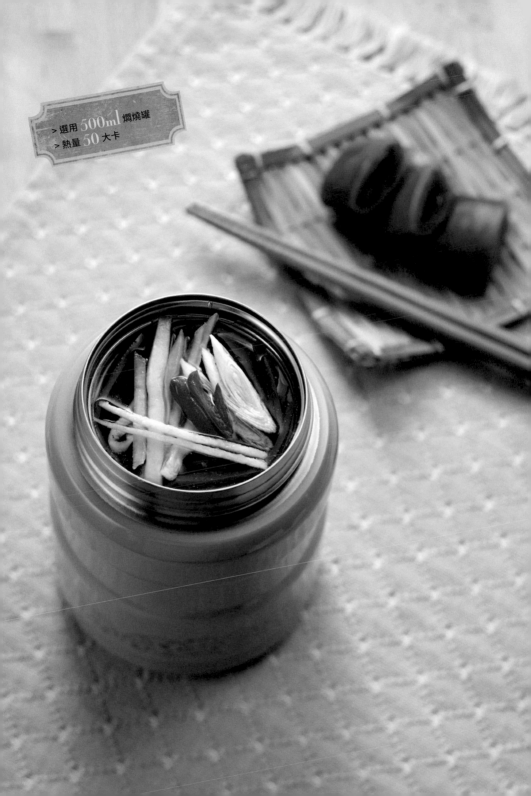

> 選用 500ml 燜燒罐
> 熱量 50 大卡

34. 田園蔬菜湯

材料

蘋果 …… 50 公克
綠花椰 …… 50 公克
茄子 …… 50 公克
番茄 …… 50 公克
甜椒 …… 50 公克
黑胡椒 …… 適量
鹽 …… 酌量

營養師 Tips

吃完東西就刷牙

在辦公室或學校常常會有人拿食物來分享,正在控制飲食,該怎麼拒絕才好呢?其實跟對方說:「我已經刷牙了」,通常大家都能理解而不再強迫你吃。

吃完東西就刷牙,為了保持口腔清潔,就不會隨興亂吃了。曾經有個案因為戴牙套,害怕食物殘渣卡在牙套上造成蛀牙,所以每次吃完東西就要清潔牙縫把牙刷乾淨,因為怕刷牙的麻煩,所以除了吃正餐也不吃零食,如此也就瘦下來,等到拆牙套時,脫胎換骨變身正妹。

作法

1. 甜椒、番茄、茄子切小丁;蘋果、綠花椰切小丁。

2. 將所有食材放入燜燒罐中,加滿 100°C 熱水,迅速攪拌後密封,靜置 2 ～ 3 分鐘預熱(食材若直接從冰箱取出或在天冷時,預熱動作可以重複 1 ～ 2 次)。

3. 把水濾出後,重新加入 100°C 熱水至 8 分滿,迅速攪拌後密封,燜約 2 小時即可。

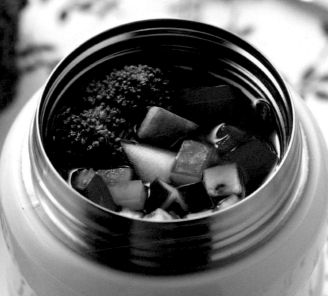

> 選用 500ml 燜燒罐
> 熱量 55 大卡

THERMOS.

35.
菠菜湯

材料

菠菜 …… 100 公克

番茄 …… 50 公克

蘑菇 …… 50 公克

嫩薑 …… 10 公克

枸杞 …… 1 大匙

鹽 …… 酌量

營養師Tips

常常想到發胖對自己造成的困擾

會積極瘦身的案例，很多都是因為想要爭一口氣，因為發胖帶來一些人際關係或工作上負面的困擾。困擾越大，瘦身動力越強。想想自己發胖時的困擾是什麼，變醜？被嫌棄？還是被嘲笑？錯失一些工作或交朋友的機會？常常想到這些困擾，激發自己瘦身的鬥志，好好努力運動與飲食控制，落實瘦身計畫。

作法

1. 菠菜、番茄、蘑菇切小丁；嫩薑去皮、切絲。

2. 將所有食材放入燜燒罐中，加滿 100℃熱水，迅速攪拌後密封，靜置 2～3 分鐘預熱（食材若直接從冰箱取出或在天冷時，預熱動作可以重複 1～2 次）。

3. 把水濾出後，重新加入 100℃熱水至 8 分滿，迅速攪拌後密封，燜約 2 小時即可。

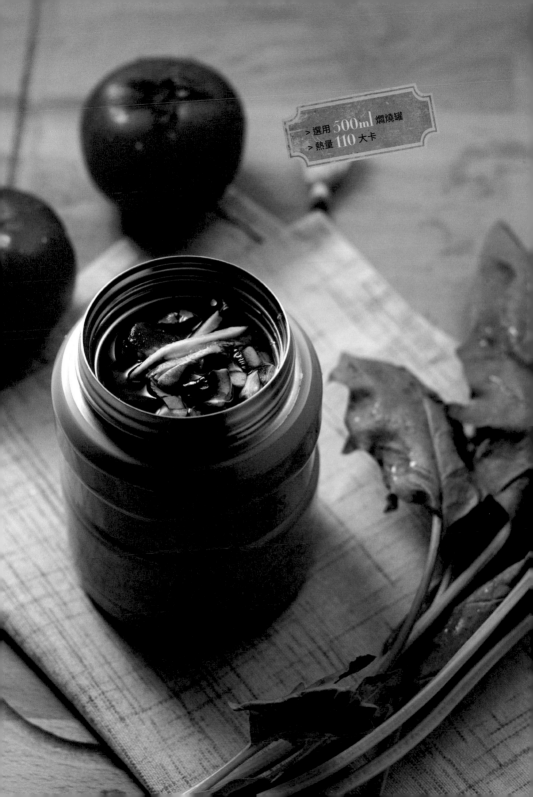

> 選用 500ml 燜燒罐
> 熱量 110 大卡

36.
白菜湯

材料

白菜 …… 100 公克
玉米筍 …… 30 公克
胡蘿蔔 …… 30 公克
黑木耳 …… 30 公克
嫩薑 …… 10 公克

營養師Tips

找一個讓自己羨慕的案例當範本

越來越多明星或名人願意分享自己瘦身的過程，看到別人瘦下來變得更漂亮，著實讓人羨慕。不過要知道他們維持姣好的身材和美貌也是得下功夫的。找一個讓自己羨慕的案例當範本，期待自己瘦下來也可以變得更漂亮，以強化瘦身的行動力。

作法

1. 白菜、黑木耳、玉米筍切絲；胡蘿蔔、嫩薑去皮、切絲。

2. 將所有食材放入燜燒罐中，加滿 100°C熱水，迅速攪拌後密封，靜置 2 ～ 3 分鐘預熱（食材若直接從冰箱取出或在天冷時，預熱動作可以重複 1 ～ 2 次）。

3. 把水濾出後，重新加入 100°C熱水至 8 分滿，迅速攪拌後密封，燜約 2 小時即可。

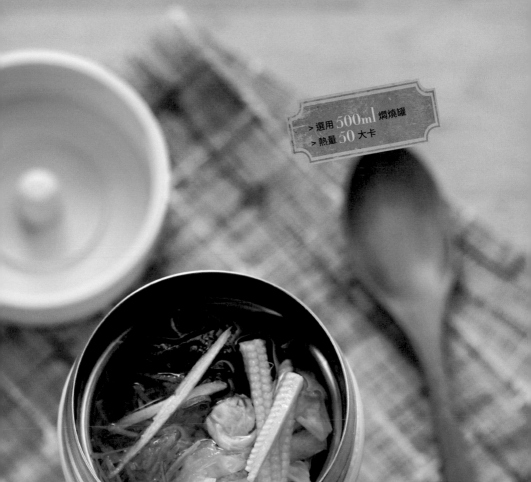

> 選用 500ml 燜燒罐
> 熱量 50 大卡

37. 紅白蘿蔔湯

材料

胡蘿蔔 …… 80 公克

白蘿蔔 …… 80 公克

扁蒲 …… 50 公克

香菜 …… 20 公克

嫩薑 …… 20 公克

白胡椒粉 …… 適量

鹽 …… 酌量

營養師Tips

看看自己最瘦時候的照片

找一張自己過去最瘦的照片，將它貼在顯眼的地方或是設成手機桌面，期待自己變回原來苗條的樣子。以前維持身材的方式，或許很辛苦，但想到自己從前也曾經瘦過啊！也是身材曼妙得有自信，想想瘦身其實沒有那麼難，就可以加強現在對自己瘦身的信心。

作法

1. 胡蘿蔔、白蘿蔔、蕪菁、扁蒲、嫩薑去皮、切絲；香菜切碎。

2. 將所有食材（香菜除外）放入燜燒罐中，加滿 100℃熱水，迅速攪拌後密封，靜置 2 ～ 3 分鐘預熱（食材若直接從冰箱取出或在天冷時，預熱動作可以重複 1 ～ 2 次）。

3. 把水濾出後，重新加入100℃熱水至8分滿，迅速攪拌後密封，燜約2小時即可。

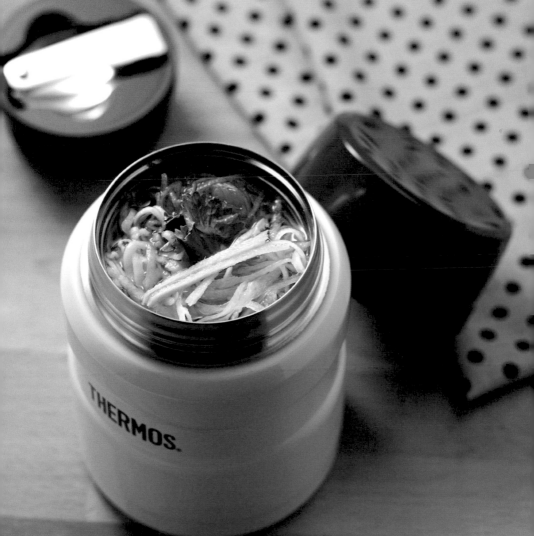

38.
小芥菜
湯

材料

小芥菜 …… 100 公克

鴻喜菇 …… 40 公克

金針菇 …… 40 公克

嫩薑 …… 20 公克

枸杞 …… 1 大匙

鹽 …… 酌量

營養師Tips

換個新造型

換個新造型，看到自己耳目一新的樣子，會讓人覺得未來有無限的可能。不同的穿著或不同的髮型也是提醒自己要做不同的改變，順勢改變生活型態、飲食模式，讓瘦身計畫的執行更有效。

作法

1. 小芥菜、鴻喜菇、金針菇切小段；嫩薑去皮、切絲。

2. 將所有食材放入燜燒罐中，加滿 100℃熱水，迅速攪拌後密封，靜置 2 ～ 3 分鐘預熱（食材若直接從冰箱取出或在天冷時，預熱動作可以重複 1 ～ 2 次）。

3. 把水濾出後，重新加入 100℃熱水至 8 分滿，迅速攪拌後密封，燜約 2 小時即可。

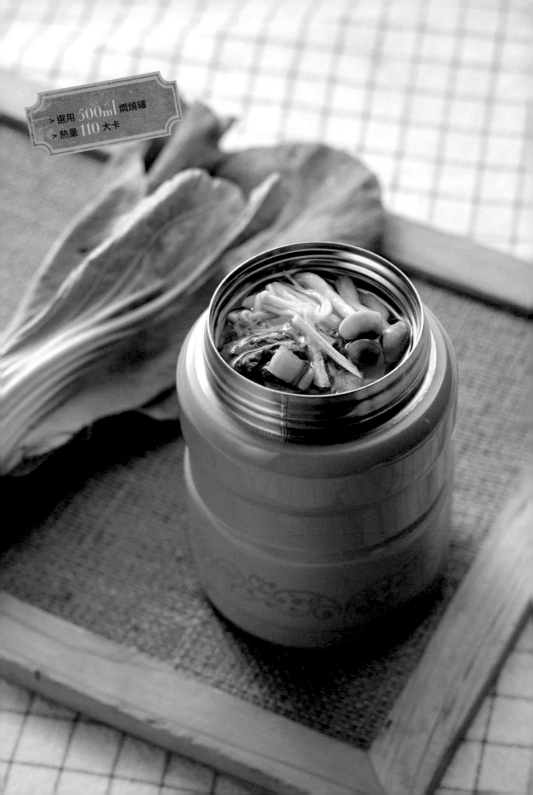

> 選用 500ml 燜燒罐
> 熱量 110 大卡

39. 五色蔬菜湯

材料

胡蘿蔔 ⋯⋯ 50 公克
白蘿蔔 ⋯⋯ 50 公克
牛蒡 ⋯⋯ 50 公克
鮮黑木耳 ⋯⋯ 50 公克
油菜 ⋯⋯ 50 公克
薑片 ⋯⋯ 2 片
鹽 ⋯⋯ 酌量

營養師Tips

以執行率來評估自己瘦身的成效

想要好好控制飲食，卻因為一個聚餐破壞了計畫，有些人會很氣餒的就想放棄瘦身，其實不需要因為一時的失控或偷懶就全然放棄，因為體重的變化是一段時間的熱量堆積與消耗累積的總和，所以除了量體脂、體脂肪百分比來評估之外，還可以用瘦身計畫執行率來評估自己瘦身的成效，一般而言執行率越高當然成效越好，督促自己提高執行率也是幫助瘦身的好方法。

作法

1. 胡蘿蔔、白蘿蔔、牛蒡去皮、切絲；油菜、黑木耳切碎。

2. 將所有食材放入燜燒罐中，加滿 100°C熱水，迅速攪拌後密封，靜置 2 ～ 3 分鐘預熱（食材若直接從冰箱取出或在天冷時，預熱動作可以重複 1 ～ 2 次）。

3. 把水濾出後，重新加入 100°C熱水至 8 分滿，迅速攪拌後密封，燜約 2 小時即可。

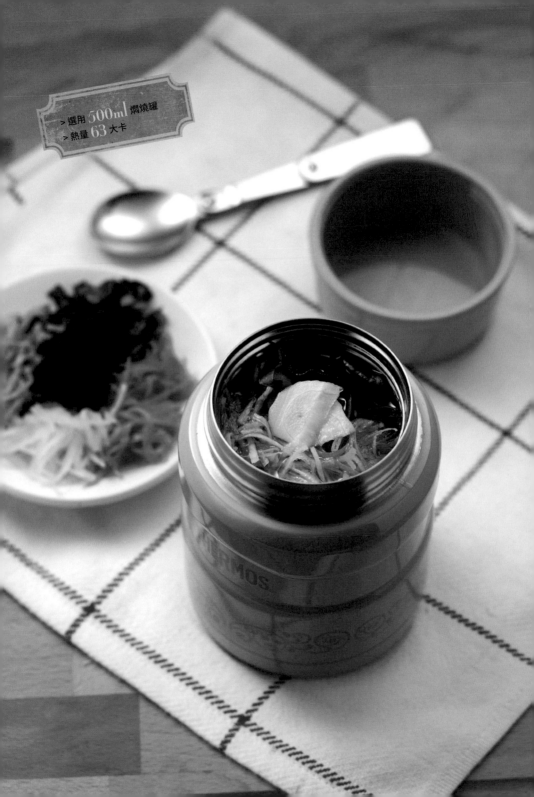

40. 蕈菇湯

材料

鮮香菇 ⋯⋯ 50 公克
金針菇 ⋯⋯ 50 公克
鴻喜菇 ⋯⋯ 50 公克
白菇 ⋯⋯ 50 公克
薑 ⋯⋯ 3 片
當歸 ⋯⋯ 1 片
黃耆 ⋯⋯ 1 片
紅棗 ⋯⋯ 2 顆
枸杞 ⋯⋯ 1 大匙

營養師 Tips

不管瘦身成效好不好都與別人分享

不管瘦身成效好不好，就算只有瘦 0.5 公斤，也
可以和別人分享。和別人分享的目的並不是為了
炫耀或討安慰，而是藉機整理一下這段時間瘦身
的過程與心得，放在社群網站，與別人互相交流
成長，也藉此增加自己的信念，鼓勵自己再堅持
下去。

作法

1. 將鮮香菇、鴻喜菇、白菇切小丁；金針菇切小段；薑切絲。

2. 將所有食材放入燜燒罐中，加滿 100°C 熱水，迅速攪拌後密封，靜置 2～3 分
鐘預熱（食材若直接從冰箱取出或在天冷時，預熱動作可以重複 1～2 次）。

3. 把水濾出後，重新加入 100°C 熱水至 8 分滿，迅速攪拌後密封，燜約 2 小時即可。

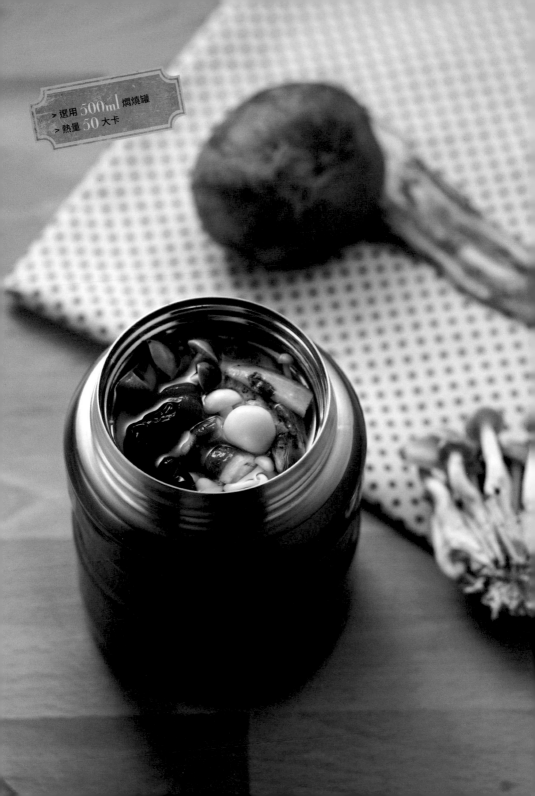

用天然飲品改善浮腫問題

　　減肥時期讓人困擾的水腫，其實大多數人的狀況只能說是輕微的水分滯留，還不像因疾病引起的水腫這般嚴重。會造成水分滯留的原因，除了生理期荷爾蒙的影響之外，鈉鹽吃太多往往是主因。

　　有些人會說，我吃得很清淡啊！其實有些鹽分隱藏在許多食材或調味料中，若不注意就不知不覺吃得過量了，因為許多的食材或是調味料所添加的鈉鹽吃起來並不鹹，像是現在普遍用在醬油或食品的調味劑 5'- 次黃嘌呤核磷酸二鈉與 5'- 鳥嘌呤核磷酸二鈉，其實是用來代替味精的鮮味劑，吃起來鮮甜而不鹹。或是有些飲料、麵條會添加品質改良劑，像是碳酸鈉、偏磷酸鈉等等，都是增加鈉鹽的攝取，這一些調味劑或是食品添加劑，在人體中都會吸附身體裡游離的水分，所以當我們吃完一頓飯，會覺得口渴，就必須小心是否吃進太多食品添加劑與鈉鹽。即使是自己煮，在選購食材時，若不注意自己購買的食材是否也添加了許多食品添加劑，就可能把多餘的鈉鹽吃下肚了。

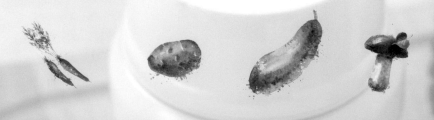

一般建議每天鈉的攝取量不應超過 2400 毫克，也就是 6 公克的鹽，根據國民健康署統計台灣國小學童平均一天可以吃掉 4000 毫克以上的鈉，等於吃了超過 10 克的鹽，可見鈉鹽攝取過多是普遍的現象。鈉攝取過多時，一般健康的人喝大量的水，可將鈉經由腎臟排出，但是有慢性疾病的人或是有些人因壓力大、更年期、生理期造成荷爾蒙失調，鈉和水的代謝不佳就容易造成水分滯留了。

還有一個相當重要的因素使得有些人容易水分滯留，那就是鉀攝取不足。鈉是人體細胞外主要的陽離子，控制細胞外液體的滲透壓，而鉀主要分布在細胞內，控制細胞內液體的滲透壓。若鈉和鉀濃度不平衡時，則細胞膜就會產生滲透壓不平衡的問題，造成高血壓、心血管疾病等。2013 年世界衛生組織公布新的飲食準則，建議攝取「高鉀低鈉」的飲食，將鈉的建議攝取量減少為每天 2000 毫克，而鉀的建議攝取量調 3510 毫克，以預防高血壓與心血管疾病。不過根據衛福部的國民營養調查顯示，台灣老年人與小學生鉀的平均攝取量是世界衛生組織建議量的三分之二。

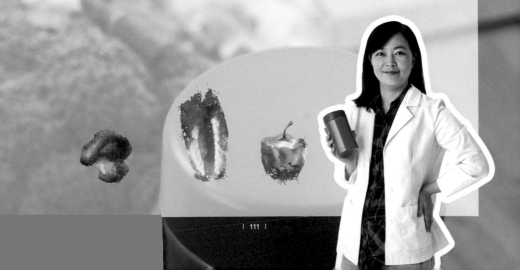

由此可知，在台灣的一般飲食中，鈉吃得太多，而鉀的攝取量明顯不足，這就不難理解為何這麼多人拿利尿劑來減肥了。除了利尿劑使用，以天然食材來消水腫大都是利用這些食材含鉀量較高，透過鉀來排出多餘的鈉和水分。相對於藥物，使用天然食材來消水腫是較安全的方式，但是有慢性腎臟病或甲狀腺功能亢進的人，體內鉀的代謝異常，就不適合利用增加攝取鉀的方式來消除水腫了。

　　許多蔬菜、水果的含鉀量都相當高，只要多吃 1 份，例如 1 個奇異果或半碗菠菜就可以多攝取 200 ～ 300 毫克的鉀，所以多吃蔬果是增加鉀攝取量的好方法，其他堅果類或是全穀根莖類也含大量的鉀，但是多吃這一類食物必須顧慮熱量的攝取是否過多，所以還是建議限量攝取。或是選擇含鉀量高的食材煮成飲品，也是補充鉀的好方法。

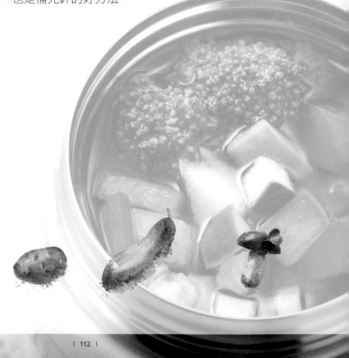

含鉀量高的食物（每 100 公克食物含鉀量毫克）

全穀根莖類		豆類及豆製品		堅果、種子類		蔬菜類		水果類	
紅豆	988	烘烤黑豆	1430	開心果	979	乾海帶	6032	龍眼乾	1300
花豆	930	毛豆	620	花生粉	940	紫菜	3054	葡萄乾	710
小麥胚芽	845	素雞	474	腰果	631	髮菜	1263	紅棗	597
綠豆仁	837	豆腐皮	382	南瓜子	590	川七	540	柿餅	557
蠶豆	740	五香豆干	251	松子	589	莧菜	530	榴槤	420
麥片	773	豆奶	94	花生（熟）	546	草菇	500	釋迦	390
皇帝豆	680	嫩豆腐	73	葵瓜子	536	香菜	480	美濃瓜	320
栗子（炒）	534			芝麻醬	529	菠菜	460	芭蕉	320
山粉圓	500			花生醬	510	空心菜	440	桃子	300
荸薺	450			杏仁果	454	金針菇	430	奇異果	290

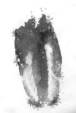

41. 牛蒡水

材料

• 牛蒡 … 150 公克

作法

1. 牛蒡去皮、切絲。

2. 牛蒡放入燜燒罐中，加滿
   100℃熱水，迅速攪拌後，將
   水濾出，再重新加入 100℃熱
   水至 8 分滿，迅速攪拌後密封，
   燜約 3～4 小時即可。

3. 將牛蒡水濾出當茶喝，剩下的
   牛蒡可以與其他湯品一起煮。

營養師 Tips

把停滯期當作維持期

當體重減輕到一個程度時，身體會出現保護機制
而停止體重繼續減輕，一般稱之為停滯期或平原
期，通常會持續幾週到幾個月不等的時間。此時
體重會維持一段時間沒有變動，很多人開始著急
而吃得更少，動得更多，但結果還是一樣，不免
氣餒。遇到停滯期的時候，除了要有耐心之外持
續瘦身計畫之外，也可以換個想法，把停滯期當
作維持期，雖然體重暫停減輕，但也沒有復胖，
要知道體重穩定維持越久，以後復胖的機會越低，
這樣想就不會因為停滯期太久而放棄瘦身了。

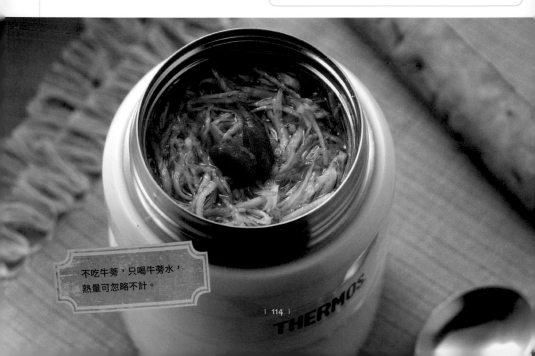

不吃牛蒡，只喝牛蒡水，
熱量可忽略不計。

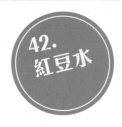

42. 紅豆水

材料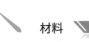

• 紅豆 … 80 公克

作法

1. 紅豆放入燜燒罐中，加滿 100℃ 熱水，迅速攪拌後，將水濾出，再重新加入 100℃ 熱水至 8 分滿，迅速攪拌後密封，燜 3～4 小時即可。

2. 將紅豆水濾出當茶喝，剩下紅豆粒可以與其他湯品一起煮。

營養師Tips

利用爬樓梯的辛苦提醒自己要控制飲食

快步地爬樓梯，爬個 2、3 層樓就開始乳酸堆積，氣喘吁吁，覺得瘦身運動真辛苦，不管是運動還是飲食，控制得太辛苦都不容易持續進行，要知道一個體重 60 公斤的人，爬樓梯 30 分鐘才消耗 252 大卡，一碗飯 280 大卡，多吃一碗就讓辛苦消耗的熱量補了回來。所以相對於運動的辛苦，少吃一點會比較容易做到。像是每天少吃一碗飯搭配運動 30 分鐘，這樣大約減少 500 大卡的熱量，比起每天爬樓梯 1 小時來消耗 500 大卡熱量要輕鬆得多了。

不吃紅豆，只喝澄清無澱粉質的紅豆水，熱量可忽略不計。

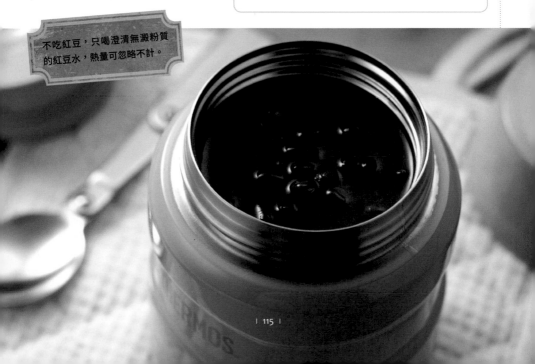

43. 薏仁水

材料

- 薏仁 … 80 公克

作法

1. 將薏仁放入燜燒罐中,加滿 100°C熱水,迅速攪拌後,將水濾出,再重新加入 100°C熱水至 8 分滿,迅速攪拌後密封,燜約 3 ～ 4 小時即可。

2. 將薏仁水濾出當茶喝,剩下薏仁可以與其他湯品一起煮。

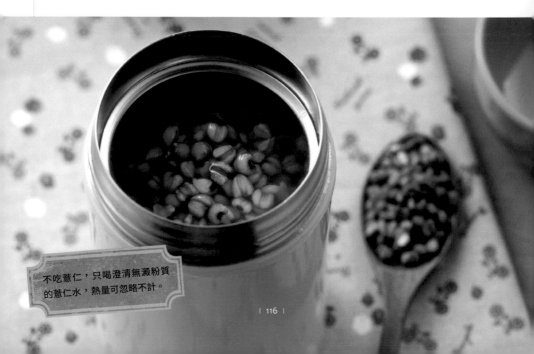

不吃薏仁,只喝澄清無澱粉質的薏仁水,熱量可忽略不計。

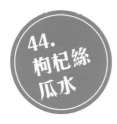

44. 枸杞絲瓜水

材料

- 絲瓜 … 100 公克
- 枸杞 … 1 大匙
- 薑 … 2 片

作法

1. 薑切絲;絲瓜去皮、切丁。

2. 將所有食材放入燜燒罐中,加滿 100℃熱水,迅速攪拌後,將水濾出,重新加入 100℃熱水至 8 分滿,迅速攪拌後密封,燜 2～3 小時即可。

3. 將絲瓜水濾出當茶喝,剩下絲瓜可以與其他湯品一起煮。

營養師Tips

利用通勤或購物時多走一段路

有一個個案原本家中只養小型犬,遛狗時也順便散散步,後來養了一隻大隻的黃金獵犬,每次遛狗都被拉著快走,增加運動的強度後,當然瘦身的成效就不一樣了。除了特別花時間運動之外,其他像是增加逛街走路的次數,或是通勤時走到遠一點的地方搭車、遠一點的商店買東西,加快走路速度,多做點家務,都可以增加身體活動量,對瘦身也有幫助。

不吃絲瓜、枸杞,只喝絲瓜水,熱量可忽略不計。

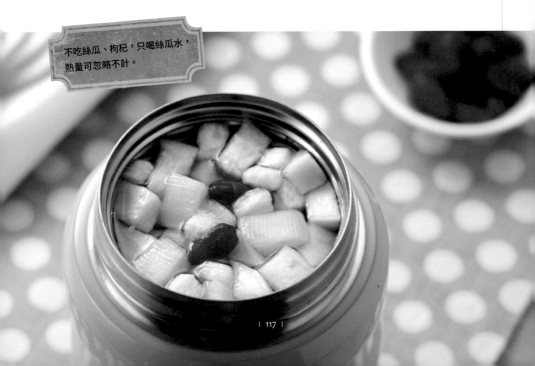

45.
珊瑚露

材料

珊瑚草 ⋯⋯ 10 公克
枸杞 ⋯⋯ 1 大匙
紅棗 ⋯⋯ 2 顆
桂圓 ⋯⋯ 2 顆

營養師 Tips

邊看電視邊運動

研究發現看電視、上網、滑手機的時間越多，身體活動量就越少。所以有人建議關掉電視或 3C 產品，來增加走動的時間。其實也不必犧牲自己喜歡看的電視節目，只要把看電視時間也設定為運動時間，一邊看電視一邊跑跑步機或騎健身腳踏車，或是練習瑜珈動作也可以，這樣就可以同時做好兩件事了。喜歡玩遊戲的人也可以利用體感遊戲增加活動量，或是跟著網路運動教學影片一起做運動，這樣就不會把運動當成苦差事了。

作法

1. 珊瑚草前一天先泡水一夜，再將泡開的珊瑚草洗淨、切碎，枸杞、紅棗洗淨，桂圓去殼。

2. 將所有食材放入燜燒罐中，加滿 100°C 熱水，迅速攪拌後，將水濾出，重新加入 100°C 熱水至 8 分滿，迅速攪拌後密封，燜約 2 ～ 3 小時。

3. 待珊瑚草完全融化即可。

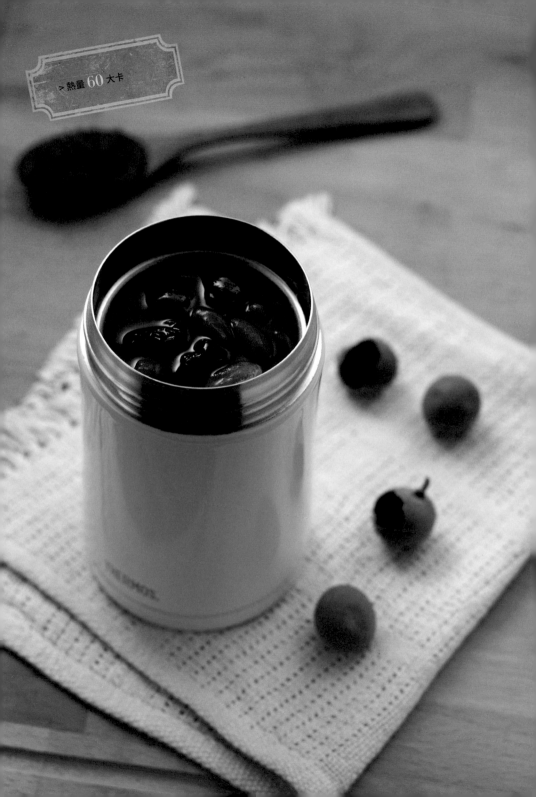

46. 丁香茶

材料

- 丁香…2顆 ・ 紅茶包…1包 ・ 黑糖…1小匙
- 蔓越莓乾…1小匙

作法

1. 丁香、紅茶包、蔓越莓乾放入
燜燒罐中，加入100℃熱水至
8分滿，燜約半小時即可。

營養師Tips

多學一種自己喜歡的運動

選擇一種自己喜歡的運動好好學習，為自己多培
養一種興趣，這樣不管瘦不瘦身，運動也會持續
進行。運動的好處不只是促進身體健康，學會一
種運動，能夠成功的完成某些動作，也是增加自
信的好方法。

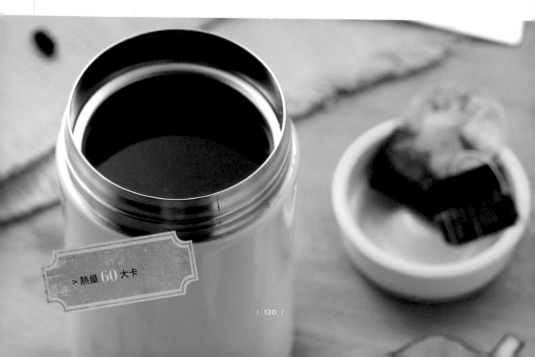

> 熱量 60 大卡

47.
楓糖肉桂飲

材料

- 肉桂卷 … 1 支
- 蘋果 … 1/2 個
- 楓糖漿 … 1 大匙

作法

1. 蘋果去皮、切丁。

2. 肉桂卷、蘋果放入燜燒罐中，加滿 100℃ 熱水，迅速攪拌後，將水濾出，重新加入 100℃ 熱水至 8 分滿，迅速攪拌後密封，燜約 2～3 小時即可。

營養師 Tips

破功沒關係趕快調整回來就好

計畫永遠趕不上變化，瘦身時偷吃、多吃、亂吃、偷懶沒運動都是難免的，只是在偷吃、多吃、亂吃、偷懶沒運動之後該怎麼辦？其實很簡單，只要再繼續瘦身計畫，乖乖做好飲食控制和運動就好。計畫破功只是慢一點瘦下來而已，只要趕快調整回瘦身狀態，還是可以瘦下來的。

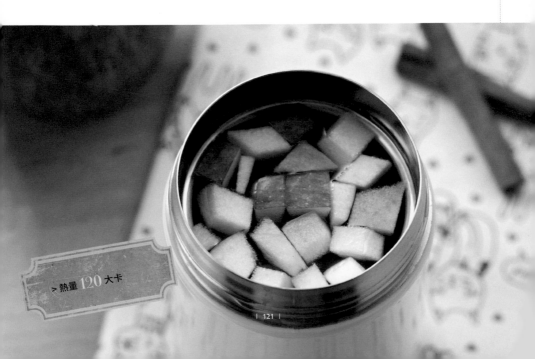

> 熱量 120 大卡

48. 紫蘇茶

材料

- 新鮮紫蘇葉 … 15 公克 ・ 薑 … 3 片

作法

1. 將所有食材放入燜燒罐中，加滿 100°C熱水，迅速攪拌後，將水濾出，重新加入 100°C熱水至 8 分滿，迅速攪拌後密封，燜約半小時。

2. 把紫蘇茶濾出即可。

營養師Tips

維持瘦下來的體重 3 個月才算瘦身成功

瘦身容易維持難，有醫師統計了 2 千多個案例，發現以非醫療專業方式減肥的人復胖率高達 76%。所以在辛苦瘦下來之後，不要開心的吃吃喝喝，還是要好好控制飲食，持續運動，最好能夠維持瘦下來的體重 3 個月以上，才能算瘦身成功。

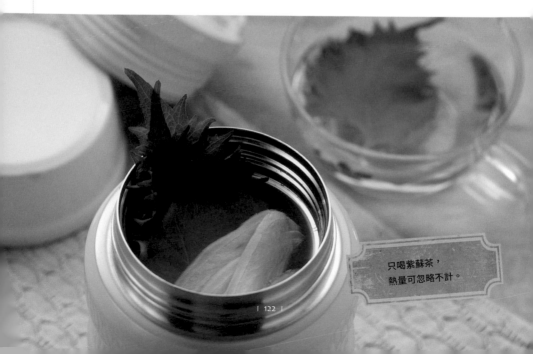

只喝紫蘇茶，
熱量可忽略不計。

49. 仙楂洛神茶

材料

- 仙楂 … 20 公克
- 洛神花 … 1 朵
- 甘草 … 2 片

作法

1. 將所有食材放入燜燒罐中，加滿 100℃熱水，迅速攪拌後，將水濾出，重新加入 100℃熱水至 8 分滿，迅速攪拌後密封，燜 1 ～ 2 小時。

2. 把仙楂洛神茶濾出即可。

營養師 Tips

最好的瘦身方法就是不要變胖

其實只要吃得下，一天能吃進去的熱量是沒有上限的，熱量只要累積 7700 大卡就會增加 1 公斤的脂肪組織，但要消耗熱量就沒那麼容易了，一個 60 公斤的人，就算不吃東西，一天運動 8 小時，大概也只消耗 3000 多大卡，只能減去 0.5 公斤，何況是一般人的身體難以負荷這樣的瘦身方法。所以等到脂肪堆積之後再來減重，要比避免脂肪堆積來得困難，因此控制飲食的熱量與經常運動，隨時注意自己的體重與體型，不讓自己有發胖的機會，才是最好的瘦身方法。

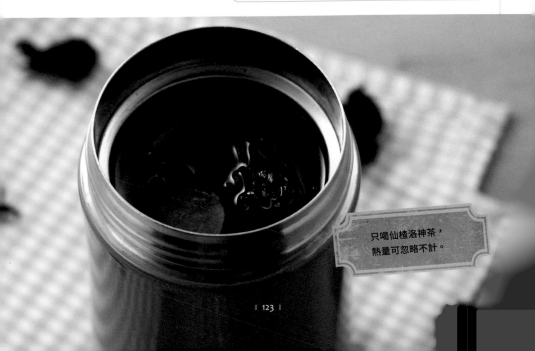

只喝仙楂洛神茶，
熱量可忽略不計。

50. 黑糖薑茶

材料

- 薑片 … 3～5 片
- 水梨 … 1/2 個
- 黑糖蜜 … 1 大匙

作法

1. 水梨去皮、切丁。
2. 薑片、水梨放入燜燒罐中,加滿 100°C 熱水,迅速攪拌後,將水濾出,重新加入 100°C 熱水至 8 分滿,迅速攪拌後密封,燜約 1～2 小時即可。

營養師 Tips

學會正向思考面對自己的體重

瘦身失敗常常和負面情緒有關,因為情緒不穩定造成無法理性的控制飲食與規律運動,審視自己的負面情緒並學會正向思考,也有助於體重控制。學會正向思考的方法有很多,在做飲食紀錄的同時也不妨記錄自己的情緒,也學習與自己對話,問問自己為何有這些情緒,換個角度想想又是如何,誠實面對自己,才能真正解決體重的問題。

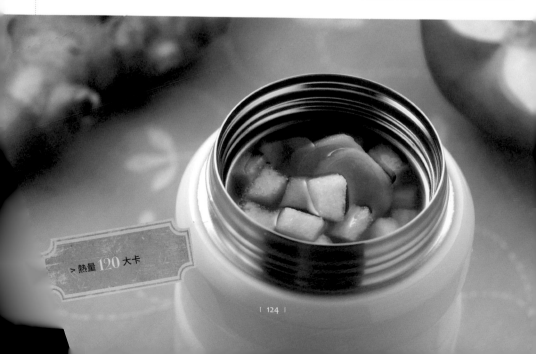

> 熱量 120 大卡

開水量最好是麵條的 2 倍以上，
水溫才不會被麵條降低太多。

作法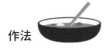

1. 麵條放入燜燒罐中，注滿 100°C熱水，泡 10 ～ 20 分鐘後，即可將水濾出。

2. 麵線、冬粉、米粉容易熟，大約燜 10 分鐘即可；粗麵條、義大利麵、通心粉較不容易熟，可燜 20 分鐘。

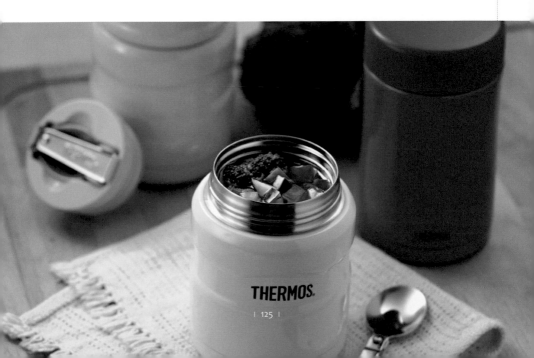

嬉生活 086

營養師特調！50 道燜燒罐瘦身餐

作　　者：黃苡菱

攝　　影：子宇影像 徐榕志

書系主編：蘇芳毓

編　　輯：黃芷琳

美　　編：宇宙小鹿

企　　畫：林佩蓉

發 行 人：朱凱蕾

出　　版：英屬維京群島商高寶國際有限公司台灣分公司

　　　　　Global Group Holdings, Ltd.

地　　址：台北市內湖區洲子街 88 號 3 樓

網　　址：gobooks.com.tw

電　　話：（02）27992788

電　　郵：readers@gobooks.com.tw（讀者服務部）

　　　　　pr@gobooks.com.tw（公關諮詢部）

傳　　真：出版部（02）27990909

　　　　　行銷部（02）27993088

郵政劃撥：19394552

戶　　名：英屬維京群島商高寶國際有限公司台灣分公司

發　　行：希代多媒體書版股份有限公司 / Printed in Taiwan

初版日期：2015 年 6 月

國家圖書館出版品預行編目（CIP）資料

營養師特調！50 道燜燒罐瘦身餐 / 黃苡菱著．

-- 初版 . -- 臺北市

高寶國際出版：希代多媒體發行，2015.06

128 面；14.8x21 公分 . -- (嬉生活；86)

ISBN 978-986-361-156-1(平裝)

1. 減重 2. 食譜

411.94　　　　104006344

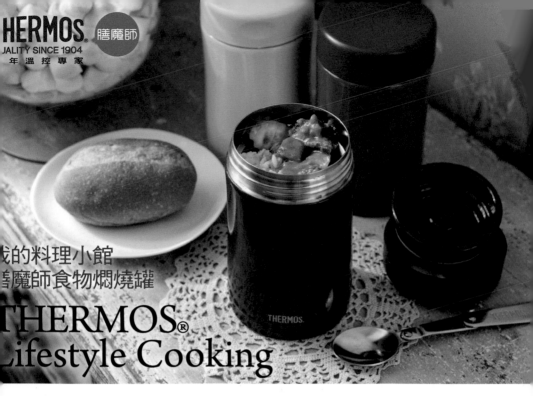

THERMOS 膳魔師
JALITY SINCE 1904
年溫控專家

我的料理小館
膳魔師食物燜燒罐

THERMOS®
Lifestyle Cooking

免電免瓦斯 手做好燜燒
上班族健康便利生活的全新主張

平日外食,總會顧慮食物油膩又不知是否衛生,
常常偷瞄左鄰右舍帶著豐富便當的同仁,
讓人好生羨慕這種手做、無油、健康、美味的奢侈。

現在起可以自己動手不求人!
有了百年溫控專家 THERMOS 膳魔師食物燜燒罐,
簡單 4 個步驟,放料、預熱、加熱水、燜燒,
健康美味的料理即完成,不僅省荷包、省時間,
更是現代人忙碌生活中的最佳幫手。

更多食物燜燒罐料理影片教學,請見膳魔師 FB 膳魔師 🔍

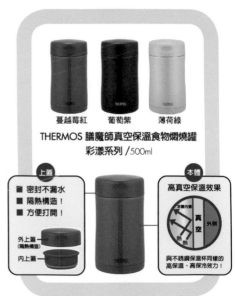

蔓越莓紅　葡萄紫　薄荷綠

THERMOS 膳魔師真空保溫食物燜燒罐
彩漾系列 /500ml

上蓋
- 密封不漏水
- 隔熱構造!
- 方便打開!

外上蓋
(隔熱構造)
內上蓋

本體
高真空保溫效果

真空

與不銹鋼保溫杯同樣的
高保溫、高保冷效力!

THERMOS膳魔師食物燜燒罐免費送！豐富獎品等你抽！

想自己動手做健康美味又方便的燜燒罐料理嘛？

只要填妥以下資料，於截止期間 2015.07.24（五）前寄回：114 台北市內湖區洲子街 88 號 3 樓高寶書版燜燒罐抽獎 （郵戳為憑），就有機會獲得由 THERMOS 膳魔師提供的食物燜燒罐（定價 $1,250 ～ 1,850），共計 16 名。

獎項：（獎項隨機出貨）

*1.*THERMOS 膳魔師食物燜燒罐 300ml（10 名，定價 1,250 元）

*2.*THERMOS 膳魔師彩漾食物燜燒罐 500ml（1 名，定價 1,400 元）

*3.*THERMOS 膳魔師繽紛歐蕾食物燜燒罐 470ml（1 名，定價 1,450 元）

*4.*THERMOS 膳魔師食物燜燒罐 720ml（4 名，定價 1,850 元）

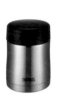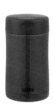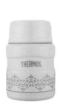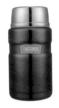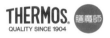

公布時間

2015.07.31（五）公佈抽獎名單，贈品於 2015.08.28（五）寄出。

注意事項：

1. 資料用於獎品寄送，不另做他用，務必以正楷填寫清楚，字跡潦草不辨者喪失資格。

2. 中獎者將各別以電話通知，名單於高寶書版官網公佈 http://www.gobooks.com.tw

3. 本活動因運送考量，限台灣本島地區讀者參加。

4. 得獎者須配合主辦單位提供個人申報資料。

5. 贈品使用與保固之問題請洽 THERMOS 膳魔師客服。

6. 主辦單位保留活動修改之權利。

姓名

電話

地址（含郵遞區號）

Email

---

* 本券影印無效